实用检验新技术

主 编 李孝才 刘 艳 王 惠

天津出版传媒集团
天津科技翻译出版有限公司

图书在版编目(CIP)数据

实用检验新技术 / 李孝才, 刘艳, 王惠主编. — 天津 : 天津科技翻译出版有限公司, 2024.6
ISBN 978-7-5433-4434-1

Ⅰ. ①实… Ⅱ. ①李… ②刘… ③王… Ⅲ. ①医学检验 Ⅳ. ①R446

中国国家版本馆CIP数据核字(2024)第030615号

实用检验新技术

SHIYONG JIANYAN XINJISHU

出　　版: 天津科技翻译出版有限公司
出 版 人: 方　艳
地　　址: 天津市南开区白堤路244号
邮政编码: 300192
电　　话: (022)87894896
传　　真: (022)87893237
网　　址: www.tsttpc.com
印　　刷: 天津中图印刷科技有限公司
发　　行: 全国新华书店
版本记录: 787mm×1092mm　16开本　7.5印张　200千字
2024年6月第1版　2024年6月第1次印刷
定价:48.00元

编者名单

主　编　李孝才　刘　艳　王　惠

编　者　(按姓氏汉语拼音排序)

付永泉　内蒙古国际蒙医医院

姜传林　肥城石横特钢机械制造有限公司职工医院

李军澎　河北省邯郸市涉县妇幼保健院

李详立　玲珑英诚医院

李孝才　聊城市第五人民医院(聊城市眼科医院)

刘　艳　利津县中心医院

汪春雷　山东省地方病防治研究所

王　惠　石家庄医学高等专科学校

谢　宁　新疆昌吉州中医医院

张金虹　解放军960医院

赵会晶　中国人民解放军联勤保障部队第九六七医院

前 言

随着基础医学和临床医学的飞速发展，新知识、新技能不断涌现，新的仪器设备及治疗手段不断被采用和推广，使临床检验在临床应用中日臻完善。检验医学作为“古老”而又“新兴”的学科，发生了本质的变化，从检验技术转变为“检验医学”，其服务范围、学科建设内涵、技术人员的知识结构和专业设置均发生了相应的变化，使我国临床医学检验技术得以飞速发展。

本书以医学检验为主线，以疾病诊断治疗为目标，紧密结合临床诊疗工作实际和临床检验新进展，对检验技术基础项目进行了详细的阐述。本书论述详尽、实用性强，各位编者结合多年临床经验，参考相关书籍和文章，详细总结、深入思索，并加以汇总、提炼而编写成本书。本书适合广大医学检验工作者、临床医师、实验医学科研人员、医学院校师生参考使用。

全体编者均以认真的态度参与了工作，但由于时间有限和编写风格不尽一致，书中难免有诸多疏漏和欠妥之处，恳请各位读者、同仁谅解并提出宝贵意见。

目　录

第一章　检验常规操作技术

第一节　电泳技术

一、电泳技术的基本原理和分类

(一)基本原理

带电颗粒在电场作用下向着与其电性相反的电极移动的现象称为电泳。不同的带电颗粒在同一电场中的运动速度不同,其泳动速度用迁移率(或称泳动度)来表示。

(二)分类

根据电泳是在溶液还是在固体支持物中进行,可将电泳分为自由电泳和支持物电泳。自由电泳包括显微电泳(也称细胞电泳)、移界电泳、柱电泳、等速电泳等。区带电泳则包括滤纸电泳(常压及高压)、薄层电泳(薄膜及薄板)、凝胶电泳(琼脂、琼脂糖、淀粉胶、聚丙烯酰胺凝胶)等。临床检验中常用的是区带电泳。

二、影响电泳迁移率的外界因素

(一)电场强度

单位正电荷在电场中某点受到的作用力称为该点的电场强度。电场强度越高,带电颗粒泳动越快。电压<500 V、电场强度为2～10 V/cm时为常压电泳。电压>500 V、电场强度为20～200 V/cm时为高压电泳。

(二)溶液的pH值

溶液的pH值决定被分离物质的解离程度和质点的带电性质及所带净电荷量。例如,蛋白质分子是既有酸性基团(-COOH),又有碱性基团($-NH_2$)的两性电解质。在某溶液中所带正负电荷相等,即分子的净电荷为零,此时,蛋白质在电场中不再移动,该溶液的pH值为该蛋白质的等电点(pI);若溶液pH值处于等电点酸性一侧,即pH<

pI，则蛋白质带正电荷，在电场中向负极移动；若溶液pH值处于等电点碱性一侧，即pH>pI，则蛋白质带负电荷，向正极移动。溶液的pH值距pI越远，质点所带净电荷越多，电泳迁移率越大。因此，在电泳时，应根据样品性质，选择合适的pH缓冲液。

（三）溶液的离子强度

电泳液中的离子浓度增加会引起电泳颗粒迁移率降低。其原因是离子强度影响电泳颗粒的电动势。另外，离子强度过低会导致缓冲能力减弱，也会影响泳动速度。通常最适合的离子强度为0.02～0.2。

（四）电渗现象

在电场作用下，液体对于固体支持物的相对移动称为电渗。其产生的原因是固体支持物多孔，且带有可解离的化学基团，因此，常吸附溶液中的正离子或负离子，使溶液相对带负电或正电。因此，在电泳时，带电颗粒泳动的表观速度是颗粒自身泳动速度和电渗携带颗粒移动速度的矢量和。

（五）支持物的选择

一般要求支持物均匀、吸附力小，否则电场强度不均匀，影响区带的分离。

（六）焦耳热的影响

电泳过程中会产生焦耳热，其大小与电流强度的平方成正比。热对电泳影响很大，温度升高时，迁移率增加，分辨率下降。可通过控制电压或电流，也可配备冷却装置以维持恒温。

三、电泳分析常用方法

（一）醋酸纤维素薄膜电泳

以醋酸纤维素薄膜为支持介质的电泳称为醋酸纤维素薄膜电泳。醋酸纤维素是纤维素的羟基经过乙酰化而形成的纤维素醋酸酯。由该物质制成的薄膜称为醋酸纤维素薄膜。醋酸纤维素膜经过冰醋酸乙醇溶液或其他透明液处理后可使膜透明化，有利于电泳图谱的光吸收扫描检测和膜的长期保存。

醋酸纤维素薄膜电泳具有操作简单、快速、价廉等特点，目前广泛用于血液、脑脊液、尿液中蛋白、酶等的分析检测。

（二）琼脂糖凝胶电泳

以琼脂糖为支持物的电泳称为琼脂糖凝胶电泳。琼脂糖的结构单元是D-半乳糖和3，6-脱水-L-半乳糖。许多琼脂糖链利用氢键及其他作用力互相盘绕形成绳状琼脂糖束，构成大网孔型凝胶。目前，临床上常用琼脂糖作为电泳支持物，用于血清蛋白、血红蛋白、脂蛋白、糖蛋白，以及乳酸脱氢酶、碱性磷酸酶等同工酶的分离和鉴定。

临床上常用的免疫电泳也是以琼脂糖为支持物。免疫电泳是将琼脂糖凝胶电泳和双向琼脂扩散相结合，用于分析抗原组成的一种定性方法。此项技术既有抗原抗体反应的高度特异性，又有电泳分离技术的快速、灵敏和高分辨力。近年来，该法主要用于：血清蛋白组分的分析，如多发性骨髓瘤、肝病、全身性红斑狼疮等；抗原、抗体纯度的检测；抗体各组分的研究等。也常用于检测血清中乙型肝炎表面抗原（HBsAg）、甲胎蛋白，以及用于各类免疫球蛋白的定性和半定量。

此外，以琼脂糖为支持物的电泳还可用于核酸的分离与鉴定。普通的琼脂糖凝胶电泳可以分离<20kb的DNA。更大的DNA分子可使用脉冲场凝胶电泳（PFGE）。

（三）聚丙烯酰胺凝胶电泳

聚丙烯酰胺凝胶是由丙烯酰胺单体和甲叉双丙烯酰胺交联剂在催化剂（如过硫酸铵）和加速剂作用下形成的凝胶，以此为支持物的电泳称为聚丙烯酰胺凝胶电泳（PAGE）。目前，聚丙烯酰胺凝胶电泳有以下几种类型。

1. 连续和不连续聚丙烯酰胺凝胶电泳

根据有无浓缩效应，将其分为连续系统和不连续系统。前者电泳体系的缓冲液pH值及凝胶浓度相同，带电颗粒在电场作用下主要依赖电荷效应和分子筛效应进行分离；后者电泳体系的缓冲液离子成分、pH值、凝胶浓度及电位梯度均不连续，带电颗粒在电场中不仅有电荷效应、分子筛效应，还有浓缩效应，因此，其分离条带的清晰度和分辨率都较前者高。

2. 变性和非变性聚丙烯酰胺凝胶电泳

在电泳过程中，非变性聚丙烯酰胺凝胶电泳中的蛋白质能够保持完整状态，并依据蛋白质的分子量大小、蛋白质的形状及其所附带的电荷量而逐渐呈梯度分开。而变性聚丙烯酰胺凝胶电泳是在电泳体系中加入了十二烷基硫酸钠（SDS），SDS是阴离子去污剂，它能断裂分子内和分子间的氢键，使分子去折叠，破坏蛋白分子的二、三级结构。因此，SDS-PAGE仅根据蛋白质亚基分子量不同分离蛋白质，而与所带电荷和形状无关。SDS-PAGE也可分为连续和不连续两种。

3. 聚丙烯酰胺梯度凝胶电泳

利用梯度装置形成由高到低的聚丙烯酰胺凝胶浓度梯度，即孔径梯度（PG），由此形成聚丙烯酰胺梯度凝胶电泳（PG-PAGE）。浓度越大，形成的孔径越小。蛋白质的最终迁移位置仅取决于其本身分子大小。

4.聚丙烯酰胺凝胶等电聚焦电泳

等电聚焦(IEF)是一种利用pH梯度介质分离不同等电点蛋白质的电泳技术。利用各种蛋白质等电点不同,以聚丙烯酰胺凝胶为电泳支持物,并加入两性电解质载体,在电场的作用下,蛋白质在pH梯度凝胶中泳动,当迁移至pI=pH处,则不再泳动,并浓缩成狭窄的区带,这种分类蛋白质的方法称为聚丙烯酰胺凝胶等电聚焦电泳(IEF-PAGE)。在IEF电泳中,具有pH梯度的介质分布从阳极到阴极,pH值逐渐增大。由于其分辨率可达0.01单位pH,因此,特别适合于分离分子量相近而等电点不同的蛋白质组分。

IEF-PAGE使用一般的电泳设备即可进行,操作简单、电泳时间短、分辨率高、应用范围广,可用于分离蛋白质和pI检测,也可用于临床检验。

5.聚丙烯酰胺凝胶双向电泳

即二维电泳(2DE),由两种类型的PAGE组合而成。样品经第一向电泳分离后,再以垂直方向进行第二向电泳。双向电泳目前已经发展出多种组合。如IEF/SDS-PAGE,根据生物分子间等电点及相对分子质量不同,建立以第一向为IEF-PAGE、第二向为SDS-PAGE的双向电泳技术。再如IEF/PG-PAGE,第一向为IEF-PAGE,第二向为PG-PAGE。

由于双向电泳分辨率高,在蛋白质分离鉴定,特别是蛋白质组学的研究中广泛应用。

6.毛细管电泳

毛细管电泳又称高效毛细管电泳,是一类以高压直流电场为驱动力,以极细管道为分离通道,依据样品中各组分的分子质量、电荷、淌度等差异而实现分离的液相分离技术。

毛细管电泳系统的基本结构包括高压电源、毛细管柱、进样系统、缓冲液槽、检测器、冷却系统和数据处理系统。根据其分离介质不同,毛细管电泳可分为不同类型,如毛细管区带电泳、毛细管凝胶电泳、胶束电动毛细管色谱、毛细管等速电泳、毛细管等电聚焦、毛细管电色谱和亲和毛细管电泳等。

毛细管电泳在生物医学领域得到广泛应用,可用于多种有机、无机离子分析,药物检测及蛋白质、多肽、核酸分析,具有分析速度快、灵敏度高、分辨率高和重复性好等优点。

四、电泳染色方法

经醋酸纤维素薄膜、琼脂糖凝胶、聚丙烯酰胺凝胶等支持物电泳分离的各种生物分子需要通过染色使其在支持物相应位置上显示出谱带，从而检测其纯度、含量及生物活性。不同的分离物质选择不同的染色方法。

（一）蛋白质染色

蛋白质染色常采用染料，各种染料的蛋白质染色原理不同，敏感性各异，使用时应根据需要加以选择。对于糖蛋白、脂蛋白等则需要特殊染料。

（二）同工酶染色

同工酶经电泳分离后可使用不同染色法进行鉴定，常用的染色方法有以下几种。

1.底物显色法

利用酶促反应的底物无色，而反应后的产物显色，以证实酶的存在。此法常用于水解酶的鉴定。例如，酸性磷酸酶可将磷酸酚酞分解为磷酸盐和酚酞，酚酞在碱性条件下呈红色。

2.化学反应染色法

用各种化学试剂使酶促反应的产物或未分解的底物显色。例如，酸性磷酸酶可催化α-萘酚磷酸盐生成磷酸盐和α-萘酚，α-萘酚可用偶氮染料染色。

3.荧光染色法

无荧光底物的酶促反应产物可呈现荧光，或使有荧光的底物转变成无荧光的产物。例如，磷酸酶或糖苷酶可催化4-甲基伞形基磷酸酯（或糖苷）生成4-甲基伞形酮而呈现荧光。

4.电子转移染色法

以NAD^+或$NADP^+$为辅酶的脱氢酶，顺向反应产生的NADH或NADPH可将氢原子转移至甲硫吩嗪，后者再将电子不可逆地转移给氯化硝基四氮唑蓝类化合物，生成有色化合物，从而显示酶带。这种方法可显示各种脱氢酶的存在。

5.酶偶联染色法

这种方法主要用于酶促反应，其直接底物或产物均不显色，加入另一种指示酶则可使产物通过电子转移而显色。如葡萄糖-6-磷酸脱氢酶（G-6-PD）为指示酶，可用于已糖激酶、葡萄糖磷酸异构酶同工酶的显色，而乳酸脱氢酶为指示酶，可用于丙氨酸氨基转移酶、磷酸激酶、肌酸激酶等同工酶的显色。

第二节 离心技术

离心技术是根据颗粒在做匀速圆周运动时受到外向的离心力而发展起来的一种分离技术。这项技术应用很广,如化学反应后分离沉淀物,分离天然生物大分子、无机物、有机物,在生物化学以及其他的生物学领域常用来收集细胞、细胞器及生物大分子物质。

一、离心的原理

(一)离心力

离心作用的依据是在一定角速度下做圆周运动的任何物体都受到一个向外的离心力。

(二)相对离心力

由于各种离心机转子的半径或离心管至旋转轴中心的距离不同,离心力会发生变化,因此,在文献中常用“相对离心力(RCF)”或“数字×g”表示离心力,只要RCF值不变,同一个样品可以在不同的离心机上获得相同的结果。

相对离心力指实际离心场转化为重力加速度的倍数。

(三)沉降系数

1924年,Svedberg定义了沉降系数:在单位离心力场中颗粒移动的速度。

(四)沉降速度

沉降速度指在强大离心力的作用下,单位时间内物质运动的距离。

(五)沉降时间

在实际工作中,常遇到利用现有离心机把某种溶质从溶液中全部沉降分离出来的问题。首先,必须知道使用多大转速与多长时间可达到目的。如果转速已知,则需确定沉降时间来计算分离某粒子所需的时间。

(六)K因子

K因子用来描述在转子中将粒子沉降下来的效率,即溶液恢复澄清程度的指数,所以也叫“cleaning factor”。原则上,K因子越小,分离越容易,也越快将颗粒沉降。

二、离心的基本方法

离心方式多样,目前使用得比较多的方法有沉淀离心、差速离心、密度梯度离心、分析型超速离心等。

(一)沉淀离心法

沉淀离心是目前应用最广的一种离心方法,通常指介质密度约为1 g/mL,选定离心速度,使溶液中的悬浮颗粒在离心力的作用下完全沉淀下来的方法。沉降速度与离心力和颗粒大小有关。

(二)差速离心法

利用不同颗粒在离心力场中沉降的差别,在同一离心条件下,颗粒的沉降速度不同,通过不断增加相对离心力,使非均匀混合液中大小、形状不同的颗粒分步沉淀。在操作过程中,通常在离心后,倾倒出上清液,从而使其与沉淀分离,然后将上清液升高转速继续离心,分离出第二部分沉淀,如此往复,逐级分离出所需要的物质。主要是利用颗粒的大小、密度和形状差异进行分离。

(三)密度梯度离心法

凡使用密度梯度介质离心的方法均称为密度梯度离心,或区带离心。密度梯度离心法主要有两种类型,即速率区带离心法和等密度区带离心法。

1.速率区带离心法

根据大小不同、形状不同的颗粒在梯度液中沉降速度不同而建立的分离方法。在离心前,于离心管内先放入密度梯度介质,将待分离样品置于梯度液之上,与梯度液一起离心。梯度液在离心过程中及离心后取样时起支持介质和稳定剂的作用,避免因机械振动而引起已分层的颗粒再混合。

由于此法是一种不完全的沉降,沉降受物质本身大小的影响较大,一般应用于物质大小不同而密度相同的情况。

2.等密度区带离心法

依据颗粒密度的差异进行分离的方法。离心时,使用相应的密度介质和选择合适的密度范围非常重要。等密度介质的密度范围应包括所有待分离颗粒的密度。样品既可以置于密度梯度介质上,也可以与密度介质混合,待离心后形成梯度。在这两种梯度介质中,颗粒经过离心,最终停留在与其浮力密度相等的区域,形成一个区带。等密度区带离心法只与样品颗粒的密度有关,而与颗粒的大小和其他参数无关,因此,只要转速、温度不变,延长离心时间也不能改变颗粒的成带位置。

(四)分析性超速离心法

与制备性超速离心不同,分析性超速离心主要是研究生物大分子的沉降特性和结构,而不是专门收集某一特定组分。因此,它使用了特殊的转子和检测手段,以连续监测物质在离心场中的沉降过程。分析性超速离心机主要由一个椭圆形的转子、一套真空系统和一套光学系统组成。该转子通过柔性轴连接成高速驱动装置,此轴可使转子在旋转时形成自身的轴。转子在冷冻真空腔中旋转,可容纳两个小室:分析室和配衡室。配衡室是经过精密加工的金属块,作为分析室的平衡。分析室的容量通常为1 mL,呈扇形排列在转子中,其工作原理与普通转子相同。分析室有上下两个平面的石英窗,离心机的光学系统可保证在离心期间观察小室中正在沉降的物质,可以通过吸收紫外光(如蛋白质和DNA)或折射率不同对沉降物进行监测。

分析性超速离心通常用于检测生物大分子的相对分子质量、研究生物大分子的纯度和分析生物大分子中的构象变化。

第三节　层析技术

层析技术又称色谱法,是一种依据被分离物质的物理、化学及生物学特性不同,使其在某种基质中移动速度不同而进行分离和分析的方法。例如,物质的溶解度、吸附能力、立体化学特性、分子大小、带电情况、离子交换、亲和力大小及特异性生物学反应等方面存在差异,可以利用其在流动相与固定相之间的分配系数不同,达到彼此分离的目的。

一、层析的基本原理

(一)固定相

固定相是层析的基质之一。它既可以是固体物质(如吸附剂、凝胶、离子交换剂等),也可以是液体物质(如固定硅胶或纤维素的溶液),这些基质能与待分离的化合物进行可逆的吸附、溶解、交换等作用。它对层析效果起着关键的作用。

(二)流动相

在层析过程中,推动固定相上待分离物质朝着一个方向移动的液体、气体或超临界体等,都称为流动相。在柱层析中一般被称为洗脱剂,薄层层析中被称为展开剂。它也是层析分离的重要影响因素之一。

(三)分配系数

分配系数是指在一定的条件下,某种组分在固定相和流动相中含量(浓度)的比值,常用K来表示。分配系数是层析中用来分离纯化物质的主要依据。

(四)迁移率

在一定条件下,相同时间内某一组分在固定相移动的距离与流动相自身移动距离的比值。常用Rf表示,Rf≥1。K增加,Rf减少;反之,K减少,Rf增加。

实验中还常使用相对迁移率的概念:在一定条件下,相同时间内某一组分在固定相中移动的距离与某一标准物质在固定相中移动距离的比值,用Rx表示。Rx可以≤1,也可以>1。

不同物质的分配系数或迁移率是不同的。分配系数或迁移率的差异程度是决定几种物质采用层析方法能否分离的先决条件。很显然,差异越大,分离效果越理想。

分配系数主要与下列因素有关:①被分离物质本身的性质;②固定相和流动相的性质;③层析柱的温度。

(五)分辨率

分辨率通常被定义为相邻两个峰的分开程度,用Rs来表示,是衡量层析柱分离总效能的综合指标。层析峰之间距离越远,层析峰越宽,代表分辨率越高。

二、层析的分类

根据不同标准,层析可以分为多种类型。

(一)根据固定相的形式分类

层析可以分为纸层析、薄层层析和柱层析。

1.纸层析

指以滤纸作为基质的层析。

2.薄层层析

指将基质在玻璃或塑料等光滑表面铺成薄层,在薄层上进行的层析。

3.柱层析

指将基质填装在管中形成柱,在柱中进行的层析。

纸层析和薄层层析主要适用于小分子物质的快速检测分析和少量分离制备,通常为一次性使用,而柱层析是常用的层析形式,适用于样品分析、分离。生物化学中常用的凝胶层析、离子交换层析、亲和层析、高效液相色谱等通常都采用柱层析形式。

(二)根据流动相的形式分类

可以分为液相层析和气相层析。

(1)气相层析是指流动相为气体的层析。气相层析检测样品时需要气化,大大限制了其在生化领域的应用。

(2)液相层析是指流动相为液体的层析。根据流动相压力的大小可分为普通液相层析、高压液相层析和超高压液相层析。液相层析是生物领域最常用的层析形式，适用于许多生物样品的分析、分离。

(三)根据流动相和固定相的极性分类

可分为正相色谱和反相色谱。

(1)正相色谱是指固定相的极性大于流动相的极性，因此，在这种层析过程中非极性分子或极性小的分子比极性大的分子移动速度快，先从柱中流出。

(2)反相色谱是指固定相的极性小于流动相的极性，在这种层析过程中，极性大的分子比极性小的分子移动速度快而先从柱中流出。

一般来说，分离纯化极性大的分子(带电离子等)采用正相色谱(或正相柱)，而分离纯化极性小的有机分子(有机酸、醇、酚等)多采用反相色谱(或反相柱)。

(四)根据分离的原理分类

主要可以分为吸附层析、分配层析、凝胶过滤层析、离子交换层析、亲和层析等。

1.离子交换层析

以离子交换剂为固定相，根据物质的带电性质不同而进行分离的一种层析技术。

2.分配层析

根据在两相同时存在的溶剂系统中，不同物质的分配系数不同而进行分离的一种层析技术。

3.吸附层析

以吸附剂为固定相，根据待分离物质与吸附剂之间吸附力不同而进行分离的一种层析技术。

4.凝胶过滤层析

以具有网状结构的凝胶颗粒作为固定相，根据物质的分子大小进行分离的一种层析技术。

5.亲和层析

根据生物大分子和配体之间的特异性亲和力(如酶和底物、抗体和抗原、激素和受体等)，将某种配体连接在载体上作为固定相，而对能与配体特异性结合的生物大分子进行分离的一种层析技术。亲和层析是分离生物大分子最为有效的层析技术，具有很高的分辨率。

三、主要层析技术

(一)薄层层析

薄层层析是指将固定相与支持物制作成薄板或薄片,流动相流经该薄层固定相而将样品分离的层析系统。根据固定相材料不同,分为吸附、分配、离子交换、凝胶过滤等薄层层析。其特点是样品用量少、分析快速、设备简单。

(二)柱层析

柱层析是最常用的层析类型。普通柱层析装置简单,一般包括固定相、流动相、层析柱和检测器等。其过程包括:根据分离物质的特性,选择合适的固定相(离子交换剂、凝胶、亲和吸附剂等)和流动相;对固定相进行预处理;装柱;平衡;样品上柱及洗脱;洗脱液的检测分析等。

柱层析在临床生化检验中较为常用。例如,使用Bio-Rex 70阳离子交换树脂作为固定相,使用不同pH值的磷酸盐缓冲液作为流动相来检测糖化血红蛋白。采用硼酸缓冲液作为流动相还可用于儿茶酚胺激素的检测。

(三)气相层析

气相层析是一种特殊的柱层析,是将气体作为流动相的色谱。气相层析由于所用的固定相不同,可以分为两种,固体吸附剂作为固定相的称为气固层析,涂有固定液的单体作为固定相的称为气液层析。根据层析分离原理,气相层析法还可分为吸附层析和分配层析两种,在气固层析中,固定相为吸附剂,气固层析属于吸附层析,气液层析属丁分配层析。

气相层析通常使用气相色谱仪。其基本结构分为两部分,即分析单元和显示单元。前者主要包括气体源、控制计量装置、进样装置、恒温器和色谱柱。后者主要包括检测器和自动记录仪。色谱柱(包括固定相)和检测器是气相色谱仪的核心部件,应根据被分离物质的性质来选择合适的色谱柱和检测器。常用的检测器有热导检测器、火焰离子化检测器、氦离子化检测器、超声波检测器、光离子化检测器、电子捕获检测器、火焰光度检测器、电化学检测器、质谱检测器等。

气相色谱法主要用于:①临床毒物的检测:包括药物、毒物、成瘾性物质、兴奋剂等;②激素类物质的检测:如雌三醇、孕二醇、孕三醇、睾丸激素等;③其他生化物质的分析鉴定,如血液、尿液等体液中的脂肪酸、氨基酸、甘油三酯、糖类、维生素多肽、寡核苷酸等小分子。

(四)高效液相色谱

高效液色谱析法是在经典液相层析法的基础上，引进气相层析理论，通过高压输液系统，形成分离能力强、检测灵敏度高的分析检测技术。

典型的高效液相色谱仪包括输液系统、层析柱与检测系统三部分。流动相通过高压泵输入。高效液相色谱应用最多的检测器是紫外吸收检测，敏感性可达纳克水平。此外，还有荧光检测器、示差折光检测器、电化学检测器、质谱仪等。

高效液相色谱应用范围极广，无论是极性还是非极性、小分子还是大分子、热稳定还是热不稳定的化合物均可用此法检测。对蛋白质、核酸、氨基酸、生物碱、类固醇和类脂等的检测尤为有利。

(五)超高效液相色谱

超高效液相色谱是为了提高高效液相层析柱的柱效，采用粒径<2 μm的小颗粒形成新型液相层析柱的方法。小颗粒层析柱要求更高的工作压力，需要更小的系统体积(死体积)，并且需要适应可能只有几秒峰宽的高速检测器，由此构成超高效液相色谱。它具有速度快、分离度高和灵敏度高等特点。

第四节　酶分析技术

酶分析技术是一种常用的临床生物化学检验技术，主要应用于两个方面：第一，以酶为分析对象，根据需要对体液中的酶和同工酶的含量或活性进行测定，称为酶分析法；第二，利用酶的特点，以酶作为分析工具或分析试剂，用于测定体液中一般化学方法难以检测的物质，如底物、辅酶、抑制剂、激动剂(活化剂)或辅助因子含量，称为酶法分析。

一、酶活性浓度测定

酶活性是指酶催化特定化学反应的能力，可用在一定条件下，其催化某一化学反应的速度来表示。酶活性单位表示酶活性大小。

(一)酶活性单位

酶活性大小用酶活性单位来表示。酶活性单位或酶单位是指在最适条件下，使酶反应达到某一速度所需要的酶量。酶单位常有三种表示方法。

1.常用单位

20世纪60年代以前，各种酶活性表示法的定义没有统一标准，不同种酶，甚至同一种酶采用不同的测定方法都有不同的定义。如测定丙氨酸氨基转移酶的金氏法、赖氏法,测定磷酸酶的布氏法、金-阿法、皮-劳法,其定义均不相同,因此,参考区间也不一致,容易造成混乱,目前基本上已被淘汰。

2. 国际单位

1963年,国际生化协会通过广泛讨论,提出用国际单位来表示酶量,即1分钟能转化1微摩尔底物的酶量为一个国际单位(IU),在临床检验中常以U表示。

3.Katal单位

在国际单位制中,规定酶活性单位为开特(Katal,Kat),即1秒转化1摩尔底物的酶量。Kat对于体液中的酶量而言显然太大,常用单位为nkat。

在中国,无论实验室还是临床医师对kat都不太熟悉,如使用kat/L报告酶活性结果时,最好同时注明相应的U/L。

(二)酶活性浓度单位及计算

1.酶活性浓度单位表示法

临床上检测的不是酶的绝对量而是浓度,酶活性浓度以每单位体积所含的酶活性单位数表示。在临床中,各国学者几乎都习惯用U/L来表示体液中酶催化浓度。考虑到各级医护人员对kat都不太熟悉,如使用kat/L报告酶活性浓度结果,最好同时注明相应的U/L,两者的换算关系为:1 U/L=16.67 nkat/L。

2.正常上限升高倍数表示酶活性浓度

酶催化活性或活性浓度是相对的概念,与测定方法及测定条件有关。不同的测定方法,酶活性的结果可以相差数倍,导致各实验室之间的测定结果难以进行比较,参考值也难以统一,给临床医师带来不少麻烦。

3.酶活性浓度单位的计算

根据测定酶所用的方法,可利用标准管法、标准曲线法或摩尔吸光系数法进行计算,从而计算出酶活性浓度单位。前两种方法目前已较少使用。

(三)酶活性测定

1.酶促反应时间进程曲线

酶活性是通过测定酶促反应过程中单位时间内底物的减少量或产物的生成量,即测定酶促反应的速率来获得的。如将酶促反应过程中底物或产物的变化量对时间作图,即可得到酶促反应时间进程曲线。

2.酶活性测定方法

根据酶促反应时间进程曲线可知,酶活性的测定应符合两个原则,一是在0级反应期进行测定;二是反应速度与酶量呈线性关系。

(1)定时法:又称两点法,指测定酶反应开始后某一时间内产物或底物浓度的总变化量来计算酶反应初速度的方法。

此法的优点是简单,因最后检测时反应已被终止,故检测仪器无须保温装置,显色剂的选择也可不考虑对酶活性的影响。缺点是如果不进行预试验,则无法确定酶作用的时间是否都属于0级反应。

(2)连续监测法:连续检测酶反应过程中某一反应产物或底物的浓度随时间变化的多点数据,计算出酶反应初速度,是间接计算酶活性浓度的方法。又称动力学法或速率法。其优点是能确保在0级反应进行检测,因此,检测结果准确,是目前最常用的方法。缺点是仪器必须有保温装置,如果利用显色反应,加入的显色剂或酶试剂对酶活性应无影响。连续监测法分为直接法和间接法两种。

直接法:这类方法是在不终止酶促反应的条件下,直接检测反应体系中底物或产物理化特性的变化如吸光度、荧光、旋光性、pH值、电导率、黏度等,从而计算出酶活性浓度。直接法虽然简单,但只有底物与产物之间,在理化性质等方面存在显著差异时,才能使用。故至今也只有很少一部分酶能用直接法进行测定。

间接法:在检测酶活性时,如果底物或产物不能直接检测或难以准确检测,可采用酶偶联法,即在反应体系中加入一个或几个工具酶,将待测酶生成的某一产物转化为新的可直接检测的产物,当加入酶的反应速度与待测酶的反应速度达到平衡时,可以用指示酶的反应速度来代表待测酶的活性。

(3)平衡法:通过测定酶反应开始至反应达到平衡时产物或底物的浓度变化量来计算酶活性的方法。此法无须终止反应,但是反应平衡时往往不在0级反应期,因此,平衡法只在0级反应期很短的酶促反应、用定时法或连续监测法很难测出其初速度时采用。

(四)酶活性测定标准化

临床酶活性测定的样品几乎都是体液,如血液、尿液等。酶活性浓度受到诸多因素的影响,如样品的处理(如溶血、抗凝剂、样品的存储与稀释等)、检测条件(如温度、pH值、底物浓度、激活剂、抑制剂等)、所用仪器与试剂的差异等。为了提高酶测定实验的准确性和精密度,使酶测定结果有可比性,消除参考区间的混乱,有利于临床应用,开展酶测定的标准化工作势在必行。

1.标准化途径

通过使用推荐方法和参考方法，以及使用公认的酶校准物或酶参考物等方法，使酶测定标准化。

(1)使用推荐方法和参考方法：IFCC于1979年首先发表《测定人血清（血浆）中酶催化浓度方法总则》。随后相继提出了一些酶的推荐方法。这些推荐方法的使用，使各实验室间对同一种酶的检测结果具有可比性、可互换性。但这些推荐方法原以人工检测为基础，不符合自动化分析仪器的要求。我国也于1994年发表了《测定人血清（血浆）中酶催化浓度方法总则》，并于1995年、1996年相继通过了ALT、γ-GT、CK、LD、ALP、AST等6项推荐方法草案。卫生行业标准《临床酶活性浓度测定方法总则》（编号WS/T222-2002）也已由卫生健康委员会批准实施。

(2)使用公认的酶校准物或酶参考物：酶测定中最理想的校准方法是用稳定的、定值准确的酶校准物或酶参考物对测定全过程进行校准。虽然早在1989年，IFCC已经提出了一个关于《酶测定参考物》的文件（草案），但由于酶不易制成纯品，又不稳定，且提纯酶与血清酶反应性不一定相似，所以此校准方法长期未能解决。近年来，这方面的研究进展很大，各种动物源性（如猪）、人源性酶制品，特别是源于基因工程的酶制品相继研制成功。

2.酶活性浓度测定的参考系统

IFCC于1998年决定建立包括下列要素的测定酶催化浓度的参考系统：①参考测定方法，以现有的IFCC 30 ℃的参考方法作为基础，制订了一套37℃的标准操作方法；②参考实验室网络，选择一组参考实验室（包括厂家实验室），为其提供必要的技术和仪器，使其在计量学高水平上按参考测定方法进行测定；③参考实验室网络对现有的BCR参考物进行重新认证。

(1)建立原级参考方法：在酶活性浓度测定中所使用的不同层次的方法（原级和次级参考方法、实验室常规方法、厂家选用方法）应具有相似的分析特性，测定系统的微小变化都有可能引起测定结果的持久性改变。

(2)制备原级参考物：原级参考物最重要的特性是没有基质效应或基质效应很小（可忽略不计），或是否有可交换性。应使用参考方法或常规测定方法对一系列相关的人类（常规）标本进行比较和评估。

(3)建立参考实验室网络：参加网络的实验室尽可能已经依据ISO 17025标准通过校准或通过检测实验室认可，或至少已准备进行实验室认可；应定期接受网络组织者的检查；定期参加网络组织者的室间比对活动。参加网络的实验室应是动态的，如多次无法通过室间比对,或不接受定期检查,以及由于各种原因,都可随时退出。

二、酶质量浓度的测定

酶是有催化活性的蛋白质。由于有催化活性,通常用活性浓度来表示其催化能力。但实际上酶属于蛋白质,因此,可以用酶质量浓度表示其量的多少,质量单位多以ng/mL、μg/L来表示。临床上,大多用活性浓度来表示酶的浓度,但在有些情况下,用质量浓度表示酶浓度更有临床意义。另外,采用高灵敏度的检测方法,还可检测到一些以前不易测定的酶,为临床提供了更多新的信息和资料。

(一)酶质量浓度的测定方法

本质上说,凡是能定量测定蛋白质的方法都可用于酶的定量。但在临床检测中,目前常用免疫化学方法来测定酶质量浓度。利用酶蛋白的抗原性,制备特异性抗体,然后以免疫学方法测定酶蛋白质量。

1.放射免疫测定

分为直接法与间接法。直接法是将放射性核素标记的酶分子与相应抗体作用产生沉淀,然后将沉淀分离并进行定量测定。

2.其他免疫方法

主要有免疫抑制法、化学发光免疫测定、酶免疫测定、荧光酶免疫测定等。

与传统的酶活性测定法相比,免疫化学测定法的优点主要有:①灵敏度高,能测定样品中其他方法不易测出的少量或痕量酶;②特异性高,几乎不受体液中其他物质,如酶抑制剂、激活剂等的影响;③能用于一些不表现酶活性的酶蛋白,如各种酶原或去辅基酶蛋白,或因遗传变异而导致合成无活性的酶蛋白的测定;④特别适用于同工酶的测定。

酶的免疫化学测定也有其局限性,主要表现在:①要制备足够量的提纯酶作为抗原,制备有免疫化学性质的抗血清较为困难,且工作量较大;②测定步骤多,操作烦琐;③测定成本高。

(二)酶质量浓度测定的临床应用

1.酶质量浓度比酶活性浓度更能反映疾病情况

如CK-MB酶活性以U/L为检测单位,是反映心肌细胞损伤的一个检测指标,但由于目前该项目测定方法本身的局限性,偶尔会产生测定结果的假性升高。在脑部疾病、脑手术等产生脑组织损伤或肿瘤患者常出现CK-MB酶活性测定结果失真。CK-MB质量浓度,以ng/mL为检测单位,其特异性和敏感性都高于CK-MB酶活性测定,目前是国际和国内心血管学会所推荐的方法。临床上可采用自动发光免疫分析法测定CK-MB质量浓度。

2.胰蛋白酶等消化酶的测定

在血液中常存在该酶的抑制剂，影响其活性浓度测定，因此，常用免疫化学方法测定酶质量浓度。

三、同工酶和亚型测定

同工酶是指催化相同化学反应，但酶蛋白的分子结构、理化性质乃至免疫学性质不同的一组酶。根据国际生化学会的建议，同工酶是由不同基因编码的多肽链，或由同一基因转录生成的不同mRNA所翻译的不同多肽链组成的蛋白质。同工酶存在于同一种属或同一个体的不同组织或同一细胞的不同亚细胞结构中，它使不同的组织、器官和不同的亚细胞结构具有不同的代谢特征，这为同工酶用来诊断不同器官的疾病提供了理论依据。

由于同工酶（或亚型）一级结构的不同，导致其在理化性质、催化性质、生物学特性等方面有明显的差异，这些差异为同工酶（或亚型）的分析和鉴定提供了理论基础。临床同工酶（或亚型）的分析大致可分为两步，首先精确地分离出酶的各同工酶（或亚型）组分，然后测定酶的总活性和各同工酶（或亚型）组分的活性。

（一）电泳法

同工酶的氨基酸组成不同，等电点不同，电泳迁移率也不同，据此可用电泳法分离鉴定。常用于分离同工酶的电泳法有醋酸纤维素薄膜电泳、琼脂糖凝胶电泳、聚丙烯酰胺凝胶电泳等。以LD同工酶为例，它是由H亚基和M亚基组成四聚体。H亚基含酸性氨基酸比M亚基多，在pH值为8.6的碱性缓冲溶液中带负电荷较多，电泳速度比M亚基快，电泳结束时由正极向负极依次有LD1、LD2、LD3、LD4、LD5共五条同工酶条带。电泳结束后，可用含乳酸、NAD^+、酚嗪二甲酯硫酸盐（PMS）和氯化硝基四氮唑蓝（NBT）的染色液将区带染色，染色原理为：LD催化乳酸脱氢，脱下的氢由NAD^+传递给PMS，再由PMS传递给NBT，NBT被还原为紫红色的化合物而使区带染色。染色后洗脱支持介质背景染料，用光密度扫描仪扫描区带，或将区带切下洗脱比色测定。

电泳法简便、快速、分离效果良好，并且一般不会破坏酶的天然状态，是研究同工酶最为广泛的方法。电泳分离后区带显色是电泳法分析的关键步骤之一。

用电泳法进行同工酶分析，当显示的区带数与同工酶数不一致时，要特别注意巨分子酶的存在。巨分子酶形成的原因主要有：①酶与免疫球蛋白形成的复合物，如

CK-BB-IgG、CK-MM-IgA、LD-IgA等;②酶与其他蛋白质形成的复合物,如LD-β-脂蛋白等;③酶亚基或酶分子之间形成的聚合物,如CK-Mt聚合物、LD亚基自身聚合等。现已有关于CK、LD、AST、AMY、γ-GT和ALP等巨分子酶的报道。如将可疑血清进行琼脂糖凝胶电泳结合荧光染色扫描分析,可发现巨CK1位于CK-MM与CK-MB之间,巨CK2位于CK-MM的阴极侧。

(二)层析法

离子交换层析和亲和层析等常用于同工酶的提纯与制备,也可用于临床同工酶常规检测。同工酶分子带电量不同是离子交换层析法分离的基础,常用的离子交换剂有二乙氨基乙基纤维素、二乙氨基乙基葡聚糖A-50、二乙二羟丙氨乙基葡聚糖A-50等。亲和层析也常用于同工酶的分析,根据同工酶免疫学特性不同,可以将其抗体结合于葡聚糖凝胶或琼脂糖凝胶上作为固定相,用亲和层析法加以分离;根据同工酶底物专一性不同,也可以将底物结合于葡聚糖凝胶或琼脂糖凝胶上作为固定相,用亲和层析法加以分离。如应用阴离子交换层析结合免疫化学法进行CK亚型测定,应用麦胚凝集素(WGA)亲和层析法测定骨ALP等。

(三)免疫分析法

由于同工酶的一级结构不同,免疫化学性质也不同。利用纯化的同工酶免疫动物制备的特异性抗血清,只与该同工酶产生特异性免疫反应。因此,抗原决定簇不同的同工酶可用特异的免疫反应来识别。应用较多的免疫分析法有免疫抑制法、免疫沉淀法和免疫化学分析等。

(四)其他分析方法

1.底物专一性分析法

不同的同工酶底物专一性不同,Km值也不同,如果同工酶之间Km值差别足够大,可通过测定其Km值加以鉴定。

2.选择性抑制法

利用同工酶各亚型对抑制剂敏感程度不同,或同一抑制剂对不同同工酶有不同的抑制作用。如前列腺释放的酸性磷酸酶(ACP)受L-酒石酸的抑制,而由破骨细胞、红细胞等释放的ACP则不受L-酒石酸抑制。待测标本在不含L-酒石酸反应体系中进行测定,可得总ACP活性;在含L-酒石酸基质中测定,可以得到破骨细胞、红细胞型ACP,而总活性与后者之差则为前列腺ACP活性。

3.pH值分析法

不同同工酶可有不同的最适pH值,若同工酶之间最适pH值差别足够大,可通过调节缓冲液的pH值，使待测同工酶维持完整活性的同时，其他同工酶活性受到抑制。

4.热失活分析法

利用不同同工酶的耐热性不同进行分析与鉴定。如将可疑血清在45 ℃条件下放置20分钟，测定CK活性，发现CK-BB和CK-MB几乎完全失活，而CK-MM不受影响。

四、酶法分析技术

(一)代谢物浓度的酶法测定技术

由于酶作用的特异性，成分复杂的血清等体液样品往往无须进行预处理，通过温和的酶促反应条件，简单的实验程序，即可对各种代谢物浓度进行定量分析。这类代谢物浓度的酶法测定通常可分为平衡法和动力学法两大类，已有许多工具酶被应用到各种代谢物检测试剂盒的制备及临床标本的自动化分析中。

1.平衡法

在代谢物酶促反应中，随着时间的延长，待测物浓度逐渐减少而产物逐渐增多，一定时间后反应趋于平衡，测定反应达到平衡后待测物(底物)或产物变化的总量，即平衡法(又称终点法)。

(1)直接法：如果待测物与产物在理化性质上有可直接进行检测的差异，如吸收光谱不同，则可直接测定待测物或产物本身信号的改变来进行定量分析，这是最简单的代谢物浓度测定方法。

(2)酶偶联法：如果酶促反应的底物或产物没有可直接检测的成分，则可将反应某一产物偶联到另一个酶促反应中，从而达到检测的目的，即为酶偶联法。一般把第一步反应称为辅助反应，所用工具酶称为辅助酶，偶联的反应称为指示反应，指示反应所用的工具酶称为指示酶。如血浆葡萄糖测定的氧化酶法(GOD法)和己糖激酶法(HK法)等。偶联反应应设计为非限速反应，即偶联反应中所用酶、辅酶等底物用量应过量，在指示酶用量固定后，指示反应的速度是恒定的，不影响“表观”速度，为“0级反应”；辅助反应设定为一级反应，如果辅助反应为双底物，在实验设计时也应将试剂中加入的另一种底物浓度设计得相当大。此时，整个反应只受待测物浓度的影响。

酶循环法采用两类工具酶进行循环催化反应，使被测物放大扩增，从而提高检测敏感性。目前临床上已应用于总胆汁酸的测定。胆汁酸在3α-羟基类固醇脱氢酶作用下生成3α-酮类固醇，同时将硫代NAD变为还原形式(硫代-NADH)；生成的3α-酮类固醇与NADH又在3α-羟基类固醇脱氢酶作用下，生成胆汁酸和NAD^+，如此循环从而放大微量胆汁酸的量，在一定的反应时间内，生成的硫代NADH(405 nm)的量与样品中胆汁酸的量成正比，测定405 nm吸光度的改变即可计算胆汁酸的含量。

终点法测定的实验设计中，主要应考虑以下问题：①工具酶的特异性。酶作用具有特异性，所以复杂的生物样品不经分离就可以对其中特定成分进行定量检测，而不受其他物质的干扰。在酶促反应中，要求指示酶要有更高的特异性，这样测定的干扰会更小。②Km大小要合适。在保证测定线性的前提下，Km要尽量小。③酶的用量。终点法测定代谢物的酶用量要足够大，以保证反应能在临床化学检验可接受的较短时间内（一般为1～3分钟）达到终点。④工具酶中的杂酶应低于允许限度。⑤反应平衡点。反应应朝正反应方向进行，反应体系中所用底物对酶应构成"0级反应"。如果反应的平衡常数太低，为使反应朝正反应方向进行，可使用增加底物浓度、偶联反应移去生成物、改变反应pH值等方法（如乳酸测定）。⑥附加剂。试剂中的附加剂（如稳定剂、防腐剂、赋形剂）加入后，应不抑制酶的活性，不影响试剂的稳定性，不与底物和体液中的物质作用。与其他测定方法一样，酶法测定还要考虑到试剂的稳定性、均一性，测定的准确性、精密度。

2. 动力学法

在实际操作中，测定两个固定时间的吸光度差值，只要此期间待测物消耗<5%，就可以采用标准浓度对照法计算样本浓度，所以动力学法有时又称为定时法。应用自动生化分析仪可很容易地完成这项工作。

（二）酶免疫分析

酶免疫分析以酶标记抗原或抗体作为示踪物，由高活性的酶催化底物显色或发光，达到定量分析的目的。用于酶免疫分析的标记酶有过氧化物酶、碱性磷酸酶、β-半乳糖苷酶、尿素酶、葡萄糖-6-磷酸脱氢酶、葡萄糖氧化酶、苹果酸脱氢酶等，至今有20多种酶被应用于ELISA，但应用最多的是辣根过氧化物酶和碱性磷酸酶。此部分内容详见"免疫化学技术"。

（三）固定化酶

为了简化操作过程，并使酶试剂方便或反复使用，已有许多研究将水溶性酶通过吸附、包埋、载体共价结合或通过酶分子间共价交联等方法固定在支持物上，并保持原有活性，该法制备的酶称为固定化酶。近些年来，固定化酶技术发展迅速，特别是固定化酶膜的应用使临床生化检验进入了干化学时代，一些测定变得更加方便、快速。酶电极、酶探针等也在不断研制开发中，相信此类技术将成为临床生化发展的一个新方向。

第五节　免疫化学技术

免疫化学技术也称免疫分析，是基于抗原抗体结合原理对特定的生物化学物质所进行的定性或定量分析技术。

一、抗原抗体反应

抗原抗体反应是抗原和对应抗体在一定条件下特异结合形成可逆性抗原-抗体复合物的过程。

(一)反应机制

抗体都是蛋白质(免疫球蛋白)。多数抗原也是蛋白质，少数为多糖、类脂、核酸等物质。抗原-抗体是免疫球蛋白分子上的抗原结合簇与抗原分子上的抗原决定簇相互吸引以及多种分子间的引力参与的反应，主要有范德华力、疏水作用、库仑吸引力和氢键。这种反应没有化学键的形成。

在一定的酸碱度下，抗原和抗体在以水为分散介质的胶体中，其分子中的极性基团(如羧基、氨基、肽基等)发生电离而使胶体粒子带电荷，同种粒子所带电荷相同，彼此互相排斥。这些极性基团与水有很强的亲和力，使胶体粒子外围构成水层成为亲水胶体，因而胶体粒子能均匀地分布在溶液中。如果抗原-抗体发生特异性结合，就不能与周围水分子结合，而构成疏水胶体。疏水胶体在溶液中的稳定性取决于胶体离子的表面电荷。若在溶液中加入一定量的电解质，则可中和胶体离子表面的电荷，促使粒子相互吸引而出现凝集反应或沉淀反应等。

(二)反应特点

抗原-抗体反应具有三个特点，即抗原与抗体反应具有高度的特异性；反应是可逆的，这一反应是分子表面的结合，虽然相当稳定，但因抗原-抗体本身未受到破坏，它们仍可分离；此外，抗原分子与抗体分子的结合有一定的比例。一般来说，抗原是多价的，抗体是双价的，因此，一个抗体分子可结合两个抗原分子，而一个抗原分子可结合多个抗体。所以，在比例适合时它们可形成高度交联的抗原-抗体大分子复合物，从而沉淀下降。抗体过多或抗原过多，都不能形成高度交联的抗原-抗体大分子复合物，导致不产生沉淀或沉淀很少。

抗原-抗体反应可分为两个阶段。第一阶段为抗原与抗体的特异性结合阶段。这一阶段使亲水系统变为疏水系统，反应很快，几秒钟至几分钟即可完成，但无可见反应。第二阶段为抗原与抗体反应的可见阶段，出现凝集、沉淀、补体结合等反应。这一阶段的反应比较慢，需要几分钟至几十分钟，并受电解质、温度、酸碱度等因素的影响。

(三)沉淀反应

沉淀反应指可溶性抗原与抗体结合，形成不溶性的、可见沉淀物的过程。利用沉淀反应，形成各种有关抗原、抗体的定性或定量方法。只有合适的抗原与抗体的比例才会形成沉淀。与相应抗体相比，抗原的分子小，单位体积内含有的抗原量多，做定量试验时，为了不使抗原过剩，应稀释抗原，并以抗原的稀释度作为沉淀反应的效价。

除了抗原抗体的比例外，一些化学因素如离子的种类和离子强度等也影响抗原抗体的结合。例如，有些阳离子会抑制抗体与带正电荷的半抗原的结合，其抑制作用由大到小依次是Cs^+、Rb^+、NH_4^+、K^+、Na^+、Li^+，带负电荷的半抗原与抗体的结合，受某些阴离子的抑制，其抑制作用由大到小依次是CNS^-、NO_3^-、I^-、Br^-、Cl^-、F^-。另外，右旋糖苷、聚乙二醇等可加快抗原抗体的结合反应。

根据沉淀反应中使用的介质和检测方法不同，可分为液体内沉淀反应和凝胶内沉淀反应。液体内沉淀反应又分为絮状沉淀试验、免疫浊度测定和环状沉淀试验。凝胶内沉淀反应包括单向免疫扩散试验和双向免疫扩散试验。

二、免疫定性分析方法

免疫化学技术用于定性分析主要有免疫扩散、免疫电泳和免疫印迹。

(一)免疫扩散

免疫扩散指以适当浓度的凝胶(如琼脂糖)作为介质，利用可溶性抗原和抗体在凝胶中扩散，形成浓度梯度，在抗原与抗体比例适当的位置出现可见的沉淀环或沉淀线。可用于检测特定抗原或抗体。它是一种被动扩散，抗原或抗体与支持介质没有分子作用。

1.单向免疫扩散

又称单向辐射状免疫扩散。它是将一定量的抗体混于琼脂凝胶中制成琼脂板，在适当位置打孔后将抗原加入孔中扩散，抗原在扩散过程中与板中抗体相遇，形成以抗原孔为中心的沉淀环。沉淀环的大小与抗原量成正比。

2.双向免疫扩散

在支持介质上打孔分别加入抗原和抗体，抗原和抗体分子在凝胶板上扩散，二者相遇并达到最适比例时形成沉淀线。此法可用于抗原或抗体的定性分析，也可用于纯度鉴定和免疫血清抗体效价测定。

(二)免疫电泳

免疫电泳是将琼脂电泳和双向琼脂扩散结合,用于分析抗原组成的一种定性方法。随着实验技术的发展,在经典免疫电泳的基础上又发展了对流免疫电泳、火箭电泳、交叉电泳、荧光免疫技术等多种技术和方法。

1.经典免疫电泳

先将抗原加入至琼脂板的小孔内进行电泳,然后在琼脂板中央挖一横槽,加入已知的相应免疫血清,两者经一定时间相互扩散后,就会在抗原、抗体最适比例处形成沉淀弧。根据沉淀弧的数量、位置和形状,参照已知抗原、抗体形成的电泳图,即可分析样品中所含成分。此方法样品用量少、特异性高、分辨率高。但所分析的物质必须有抗原性,而且抗血清必须含所有的抗体组分。此法可用于抗原、抗体纯度的检测及抗体各组分的研究等。

2.免疫固定电泳

是一种用于分析样品中特异性抗原的技术。即将蛋白质混合物在固相载体上进行区带电泳,再与特异性抗体反应,从而检出与抗体结合的相应抗原。免疫固定电泳技术包括琼脂凝胶蛋白电泳和免疫沉淀两个过程。

免疫固定电泳最常用于M蛋白的鉴定。方法是:①先将患者血清或血浆在醋酸纤维膜或琼脂上行区带电泳(6孔),根据血清蛋白质的电荷不同将其分开;②将IgG、IgA、IgM、κ轻链和λ轻链的抗血清加于分离的蛋白质泳道上,使用泳道加入抗正常人全血清作为区带对照;③作用一定时间后,洗去游离蛋白质,待干燥后用氨基黑染色;④结果判断,M蛋白被固定,形成窄而致密的沉淀带。

本法可用于鉴定迁移率近似的蛋白、M蛋白、免疫球蛋白轻链、尿液和脑脊液等微量蛋白、游离轻链、补体裂解产物等。免疫固定电泳最大的优势是分辨率高、敏感度高、操作周期短,仅需数小时,结果易于分析,目前已作为临床常规检测方法使用。

3.火箭免疫电泳

抗原在含有定量抗体的琼脂糖中泳动,两者比例适宜时,在较短时间内生成锥形的沉淀峰。在一定浓度范围内,沉淀峰的高度与抗原含量成正比。火箭免疫电泳可半定量检测血清中某一蛋白质的含量、粪便中α_1-抗胰蛋白酶,从而诊断蛋白质丢失性肠病。

4.交叉免疫电泳

交叉免疫电泳是将区带电泳和火箭免疫电泳相结合的免疫电泳分析技术。首先,将抗原样品在琼脂糖中进行电泳分离,然后在与原泳动方向呈垂直的方向泳向含抗体的琼脂糖凝胶中,相对应的抗原-抗体依次形成若干锥形沉淀线。交叉免疫电泳是一种有效的抗原蛋白定量技术,可一次同时对多种抗原进行定量。分辨率较高,有利于各种蛋白组分的比较,可对蛋白质遗传多态性、微小异质性、蛋白质裂解产物和不正常片段等进行定性分析。

5.对流免疫电泳

多数蛋白质抗原在碱性缓冲液中带负电荷,在电泳时从负极向正极移动。抗体在碱性缓冲液中只带微弱的负电荷,且相对分子质量较大,电泳力较小,在琼脂电渗力作用下由正极向负极移动。结果抗原和抗体定向对流,在两孔间相遇发生反应,并在比例合适处形成肉眼可见白色沉淀线。

(三)免疫印迹

免疫印迹又称蛋白质印迹或Western印迹,是将抗原抗体反应与蛋白质显色反应结合,通过级联放大效应检测微量蛋白的方法。蛋白质显色方法有以下几种:①放射性核素标记的放射自显影法;②采用荧光素标记的底物荧光ECF法;③采用酶和生物素标记的底物生色法。目前常用的是HRP标记抗体,结合化学发光法。

其操作过程首先是抽提组织、细胞或体液中的蛋白质样品,进行SDS-PAGE,再将其转移到膜固相载体上,选择特异性抗体进行抗原抗体反应,最后用化学发光检测。

斑点印迹法是一种特殊的免疫印迹法。它将蛋白质抗原样品直接点样到膜固相载体上,然后加入抗体形成抗原抗体反应,利用酶联发光或显色原理将结果显示到膜或底片上,进行抗原检测的方法。

免疫印迹法可用于鉴定蛋白质抗原,检测样品中特异抗原的分布、表达水平。经典的免疫印迹法可用于定性和半定量分析,近年来,改进后的方法可进行定量分析。

三、免疫定量分析方法

免疫化学技术用于定量分析主要有标记免疫分析和免疫浊度测定,下面重点介绍标记免疫分析技术。

(一)标记免疫分析分类和原理

标记免疫分析是采用同位素或非同位素标记物标记抗体(或抗原)进行抗原抗体反应,通过对免疫复合物中标记物信号强弱的测定,达到监测免疫反应的目的。标记免疫分析存在不同的分类方法。

1.根据定量原理不同,标记免疫分析可分为竞争性免疫分析和非竞争性免疫分析

(1)竞争性免疫分析:标记抗原与未标记抗原竞争有限的抗体,反应达到平衡后,

形成标记抗原-抗体复合物和非标记抗原-抗体复合物，分离并测定抗原-抗体复合物的标记物信号和游离抗原标记物信号。生成的标记抗原-抗体复合物与非标记抗原的含量在一定的限度内成反比，利用这一原理可以测定未标记抗原（即样品中的抗原）的含量。在竞争性分析设计中，标记抗原与抗体的含量都是有限的。而且对抗体均一性的要求一般不会太高，重要的是要有高纯度的标记抗原。

（2）非竞争免疫分析：用过量的标记抗体与待测抗原反应，形成抗原-标记抗体复合物，待充分反应后，除去游离的标记抗体，抗原-标记抗体复合物的放射性强度与待测抗原的含量成正比。通常是先将待测抗原与过量的标记抗体进行温育，使二者结合，然后加入固相抗原免疫吸附剂再次温育，吸附游离的标记抗体。离心除去沉淀物，测定上清液中的标记信号强度。最经典的是1968年Miles和Hales建立的利用核素标记抗体检测抗原的放射分析法，为了与放射免疫分析进行区分，故称免疫放射分析技术。

2.根据标记物的性质不同，标记免疫分析可分为同位素标记免疫分析和非同位素标记免疫分析

（1）同位素标记免疫分析：一种以放射性同位素为标记物的体外免疫分析方法，自提出至20世纪80年代初，可测定的生物活性物质已达300种以上，已广泛应用于医学生物学和临床诊断。常用的放射性核素有^{125}I、^{131}I、^{14}C等，标记的原理是放射性同位素取代分子中酪氨酸或酪胺残基及组胺残基上的氢原子。

（2）非同位素标记免疫分析：使用酶、化学发光剂、荧光素、金属等物质进行标记的免疫分析技术，目前在临床中应用非常广泛。

3.根据分析过程中是否需要分离，标记免疫分析可分为非均相免疫分析和均相免疫分析

（1）非均相免疫分析：需对结合和游离的标记物进行分离，才能测定各自的浓度。

（2）均相免疫分析：在抗原-抗体反应达到平衡时，无须对结合与游离的标记物进行分离，可在自动生化分析仪器上直接测定。

免疫反应本身是一种均相反应，但标记免疫技术通常是非均相分析技术。因此，载体技术的引入可以将发生反应的抗原抗体和未发生反应的抗原抗体进行有效区分。微孔板是最早采用的载体，此外还有膜、磁珠、胶乳等。载体的作用主要是分离以及加速和放大反应。

(二)临床常用的标记免疫分析方法

临床常用的标记免疫分析方法很多,不同的分析方法敏感性存在差异。在临床检验中,可根据检测项目不同选择合适的方法,达到既能满足临床需要,又能节省检验费用的目的。

1.放射免疫分析

根据抗原抗体特异性结合的原理,以放射性同位素标记抗原或抗体,根据放射线的含量定性或定量测定待检标本中的抗体或抗原。

2.酶免疫分析

使用酶标记抗体或抗原的免疫检测方法。它将抗原抗体结合的高特异性与酶促反应的高灵敏度有机结合,用酶(如辣根过氧化物、碱性磷酸酶和葡萄糖氧化酶等)标记抗体(抗原),检测待测标本中未知抗原(抗体),待相应的抗原抗体特异性结合后,加入相应酶的底物,酶可以高效专一催化和分解底物,生成有颜色的产物。根据颜色有无和深浅,可以判断待测标本中有无特异性抗原(抗体)及含量。酶免疫分析法可以定性、定量,是一种敏感、特异、简便、只需一般光谱分析仪器的微量测定技术。临床常用ELISA、酶增强免疫分析技术、克隆酶供体免疫分析。

(1)酶联免疫吸附法:指将可溶性的抗原或抗体吸附到聚苯乙烯等固相载体上,进行免疫反应的定性和定量方法。

(2)酶增强免疫分析技术:基本原理是半抗原与酶结合形成酶标半抗原,保留半抗原和酶的活性。当酶标半抗原与抗体结合后,所标的酶与抗体密切接触,使酶的活性中心受到影响而活性被抑制。反应后酶活力大小与标本中的半抗原含量呈一定的比例,从酶活力的测定结果就可推算出标本中半抗原的含量。此法不需要分离过程,是典型的均相免疫分析,特别适合药物、代谢物和激素等小分子物质的自动化检测。

(3)克隆酶供体免疫分析:DNA重组技术可分别合成某种功能酶(如β-D-半乳糖苷酶)分子的两个片段,大片段称为酶受体,小片段称为酶供体,两者单独均无酶活性,一定条件下结合形成四聚体可具有酶活性。利用这两相片段的特性建立的均相酶免疫测定称为克隆酶供体免疫测定。

3.荧光免疫分析

以荧光素标记抗体或抗原作为标记物的免疫分析技术,其原理与ELISA相似。一般以镧系元素作为荧光标记物,用荧光仪检测荧光现象或测量荧光强度。该法既可对液体中的抗原、抗体进行定量,也可对组织切片中的抗原、抗体进行定性和定量。样品、试剂的自身荧光、激发光的散射、本底荧光等会影响测定的敏感性。

(1)时间分辨荧光免疫分析法:以稀土元素,常用的是能发射离子荧光的铕(Eu)、铽(Tb)、钐(Sm)和镝(Dy)四种元素,标记蛋白质、多肽、激素、抗体、核酸探针或生物活性细胞,稀土元素在紫外光的激发下,可产生持续一定时间、一定光峰的荧光。当反应发生后,用特别的TRF仪测定最后产物中荧光强度,根据荧光强度或相对荧光强度比值来判断反应体系中被分析物质的浓度,达到定量分析的目的。时间分辨荧光分析法具有灵敏度高、稳定性强等优点。

(2)荧光偏振免疫分析(FPIA):其基本原理是荧光物质经单一平面的蓝偏振光(485 nm)照射后,吸收光能跃入激发态,随后恢复至基态,并发出单一平面的偏振荧光(525 nm)。偏振荧光的强弱程度与荧光分子的大小呈正相关,与其受激发时转动的速度呈负相关。

反应系统内除待测抗原外,同时加入一定量用荧光素标记的小分子抗原,使二者与有限的特异性大分子抗体竞争结合。当待测抗原浓度高时,经过竞争反应,大部分抗体被其结合,而荧光素标记的抗原多呈游离的小分子状态。由于其分子小,在液相中转动速度较快,测量到的荧光偏振程度也较低。反之,如果待测抗原浓度低,大部分荧光素标记抗原与抗体结合,形成大分子的抗原抗体复合物,此时检测到的荧光偏振程度也较高。荧光偏振程度与待测抗原浓度成反比。

FPIA最适宜检测小至中等分子物质,常用于药物、激素的测定。

4.化学发光免疫分析

化学发光免疫分析是将具有高灵敏度的化学发光测定与高特异性的免疫反应相结合的分析技术。化学发光免疫分析包含两个部分,即免疫反应分析系统和化学发光分析系统。免疫反应分析系统是将化学发光物质或酶作为标记物,直接标记在抗原或抗体上,经过抗原与抗体反应形成抗原-抗体免疫复合物。化学发光分析系统是在免疫反应结束后,利用化学发光反应,使用发光信号测量仪检测发光物质的发光强度,根据化学发光物与发光强度的关系,可计算出被测物的含量。

可用于各种抗原、半抗原、抗体、激素、酶、脂肪酸、维生素和药物等的检测。

(1)化学发光免疫分析:采用直接化学发光剂。其不需酶的催化作用,只需改变溶液的pH值等条件就能发光,如鲁米诺、异鲁米诺、鲁米诺衍生物或吖啶盐类化合物(光泽精)等。目前,临床生化检验中通常使用新型发光剂如吖啶盐类化合物直接标记抗原或抗体进行分析测定。

(2)化学发光酶免疫分析:采用酶促反应的发光底物。指经酶的降解作用而发光的一类底物。目前化学发光酶免疫技术中常用的酶有辣根过氧化物酶(HRP)和碱性磷酸酶(AP)。HRP的发光底物为鲁米诺或其衍生物和对-羟基苯乙酸。AP的发光底物为3-(2-螺旋金刚烷)-4-甲氧基-4-甲基-4-(3-磷酸氧酰)-苯基-1,2-二氧乙烷二钠盐(AMPPD)和4-甲基伞形酮磷酸盐(4-MUP,荧光底物)。在临床检测中,常用HRP或AP标记抗原或抗体。

(3)电化学发光分析:指由电化学反应引起的化学发光过程。在电极上施加一定的电压或电流时,电极上发生电化学反应,在电极反应产物之间,或电极反应产物与溶液中某种组分之间发生化学反应而产生激发态。当激发态返回到基态时可产生发光现象。

临床上常用的电化学发光免疫分析法为三联吡啶钌标记抗原或抗体,通过抗原抗体反应和磁颗粒分离技术,根据三联吡啶钌在电极上发出的光强度对抗体或抗原进行定量分析。

第二章 尿液检验

第一节 尿液的生成及主要成分

一、尿液的生成

尿液由肾生成，通过输尿管、膀胱及尿道排出体外。肾单位是肾泌尿活动的基本功能单位。肾单位包括肾小体与肾小管两部分，肾单位与集合管共同完成泌尿功能。当体内血液流经肾小球毛细血管时，其中的细胞、大分子蛋白质和脂类等胶体被截留，其余成分则经半透膜滤过，进入肾小囊腔形成原尿。原尿通过肾小管时，大部分水分、电解质、葡萄糖、氨基酸、乳酸、肌酸及部分硫酸盐、尿酸等物质又被重新吸收回血液；肾小管也分泌一些物质进入尿液；肾小管滤过的原尿经曲小管和集合管的重吸收和排泌、浓缩与稀释作用成为终尿排出体外。因此，尿液的生成，包括肾小球滤过、肾小管的重吸收和排泌3个过程。

在感染、代谢异常、肾血管病变、变态反应性疾病、毒素或药物刺激情况下，泌尿道的病理产物或血液中的异常成分，可随尿液排出。尿液的性状和组成，可反映机体的代谢情况。

二、尿液的主要成分

正常尿液含水分96%～97%，固体物3%～4%，正常成人每天从尿液排出的总固体约为60 g，其中无机盐约为25 g，有机物约为35 g。无机盐中约50%是钠和氯离子；有机物中主要是尿素（每天可排出约30 g），其次是少量的糖类、蛋白质、酶、性激素和抗体及种类繁多的代谢产物。

第二节　尿液标本采集及保存

一、尿液标本采集

为保证尿液检查结果的准确性，必须正确留取标本：①避免阴道分泌物、月经血、粪便等污染；②无干扰化学物质（如表面活性剂、消毒剂）混入；③尿标本收集后及时送检及检查（2小时内），以免发生细菌繁殖、蛋白变性、细胞溶解等；④尿标本采集后应避免强光照射，以免尿胆原等物质因光照分解或氧化而减少。

二、尿液标本种类

（一）晨尿

晨尿即清晨起床后的第1次尿标本，未经浓缩和酸化的标本，血细胞、上皮细胞及管型等有形成分相对集中且保存得较好，适用于可疑或已知泌尿系统疾病的形态观察及早期妊娠试验等。但由于晨尿在膀胱内停留时间过长易发生变化，门诊患者携带不方便，已采用清晨第2次尿标本来取代晨尿。

（二）随机尿（任意1次尿液）

留取任意时间的尿液，适用于门诊、急诊患者。本法留取方便，但易受饮食、运动、用药等影响，可导致低浓度或病理临界浓度的物质和有形成分漏检，也可能出现饮食性糖尿或药物如维生素C等的干扰。

（三）餐后尿

通常于午餐后2小时收集患者尿液，此标本对病理性糖尿和蛋白尿的检出更为敏感，用餐后增加了负荷，使已降低阈值的肾不能承受。此外，由于餐后肝分泌旺盛，促进尿胆原的肠肝循环，且餐后机体出现的“减潮”状态也有利于尿胆原的排出。因此，餐后尿适用于尿糖、尿蛋白、尿胆原等检查。

（四）3小时尿

收集上午3小时尿液，测定尿液有形成分，如白细胞排出率等。

（五）12小时尿

晚8时排空膀胱并弃去此次尿液后，留取次日晨8时夜尿，作为12小时尿有形成分计数，如Addis计数。

(六)24小时尿

尿液中一些溶质(肌酐、总蛋白质、糖、尿素、电解质及激素等)在一天的不同时间内排泄浓度不同,为了准确定量,必须收集24小时尿液。于第1天晨8时排空膀胱并弃去此次尿液,再收集至次日晨8时全部尿液,用于化学成分的定量。

(七)其他

包括中段尿、导尿、耻骨上膀胱穿刺尿等。

三、尿液标本保存

(一)4 ℃冷藏

尿液置4 ℃冰箱中冷藏可防止一般细菌生长及维持较恒定的弱酸性。但有些标本冷藏后,由于磷酸盐及尿酸盐析出与沉淀,妨碍对有形成分的观察。

(二)加入化学防腐剂

大多数防腐剂的作用是抑制细菌生长和维持酸性,常用的有以下几种。

1. 甲醛(福尔马林400 g/L)

每升尿中加入5 mL(或按1滴/30 mL尿液比例加入),用于尿管型、细胞防腐,适用于Addis计数。注意甲醛为还原性物质可致班氏尿糖定性检查呈假阳性。当甲醛过量时可与尿素产生沉淀物,干扰显微镜检查。

2. 甲苯

每升尿中加入5 mL,用于尿糖、尿蛋白等定量检查。

3. 麝香草酚

每升尿中加入<1 g,其既能抑制细菌生长,又能较好地保存尿中有形成分,可用于化学成分检查及防腐,但如过量可使尿蛋白定性试验(加热乙酸法)呈假阳性,还能干扰尿胆色素的检出。

4. 浓盐酸

每升尿中加入10 mL,用于尿液中17酮、17羟类固醇、儿茶酚胺、Ca^{2+}、肾上腺素、去甲肾上腺素、香草扁桃酸等检测。

5. 冰乙酸

每升尿中加入10 mL,用于尿液中醛固酮的检测。每升尿中加入25 mL,可用于5-羟色胺的检测。

6. 碳酸钠

每升尿中加入10 g,用于尿液中卟啉的检测。

第三节 尿液检查的适应证

一、用于泌尿系统疾病的诊断与疗效观察

泌尿系统的炎症、结石、肿瘤、血管病变及肾移植术后发生排异反应时，各种病变产物直接进入尿液，引起尿液成分变化，因此，尿液检查是泌尿系统疾病诊断与疗效观察的首选项目。

二、用于其他系统疾病的诊断

尿液来自血液，其成分又与机体代谢有密切关系，任何系统疾病的病变影响血液成分改变时，均能引起尿液成分的变化。如糖尿病进行尿糖检查、急性胰腺炎进行尿淀粉酶检查、急性黄疸型病毒性肝炎进行尿液胆色素检查等，均有助于上述疾病的诊断。

三、用于安全用药的监测

某些药物如庆大霉素、卡那霉素、多黏菌素B与磺胺类药等常可引起肾脏损害，用药前及用药过程中需观察尿液的变化，以确保用药安全。

四、用于人体健康状态的评估

用于预防普查，如对人群进行尿液检查，筛查有无肾、肝、胆疾病和糖尿病等，以达到早期诊断及预防疾病的目的。

第四节 尿液的化学检查

一、尿液蛋白质检查

正常人的肾小球滤液中存在小分子量的蛋白质，在通过近曲小管时绝大部分又被重吸收，因此，终尿中的蛋白质含量仅为30 ~ 130 mg/24 h。任意1次尿液的蛋白质为0 ~ 80 mg/L。尿蛋白定性试验为阴性。当尿液中蛋白质超过正常范围则称为蛋白尿。含量>0.1 g/L时定性试验可呈阳性。正常人中分子量7万以上的蛋白质不能通过

肾小球滤过膜，而分子量1万至3万的低分子蛋白质虽大多可通过滤过膜，但又被近曲小管重吸收。由肾小管细胞分泌的蛋白如Tamm-Horsfall蛋白（T-H蛋白）、SIgA等，以及下尿路分泌的黏液蛋白可进入尿液。尿蛋白质2/3来自血浆蛋白，其中清蛋白约占40%，其余为小分了量的酶如溶菌酶、肽类、激素等。可按蛋白质的分子量大小分为3组。①高分子量蛋白质：分子量>9万，含量极微，包括由肾髓襻升支及远曲小管上皮细胞分泌的T-H糖蛋白及分泌型IgG等；②中分子量蛋白质：分子量4万至9万，是以清蛋白为主的血浆蛋白，可占尿蛋白总数的1/2～2/3；③低分子量蛋白质：分子量<4万，绝大多数已在肾小管被重吸收，因此，尿液中含量极少，如免疫球蛋白Fc片段、游离轻链、α_1微球蛋白、Bz微球蛋白等。

（一）肾小球性蛋白尿

肾小球因受炎症、毒素等损害，使肾小球毛细血管壁通透性增加，滤出较多的血浆蛋白，超过了肾小管重吸收能力而形成蛋白尿，称为肾小球性蛋白尿。其发病机制除肾小球滤过膜的物理性空间构型改变导致“孔径”增大外，还与肾小球滤过膜的各层特别是足突细胞层的唾液酸减少或消失，导致静电屏障作用减弱有关。

（二）肾小管性蛋白尿

由于炎症或中毒引起近曲小管对低分子量蛋白质的重吸收功能减退而出现以低分子量蛋白质为主的蛋白尿，称为肾小管性蛋白尿。尿中以β_2-微球蛋白、溶菌酶等增多为主，白蛋白正常或轻度增多。单纯性肾小管性蛋白尿的尿蛋白含量较低，一般<1 g/24 h。常见于肾盂肾炎、间质性肾炎、肾小管性酸中毒、重金属（汞、镉、铋）中毒，以及使用庆大霉素、多黏菌素B及肾移植术后等。

（三）混合性蛋白尿

肾脏病变如同时累及肾小球及肾小管，产生的蛋白尿称混合性蛋白尿。在尿蛋白电泳的图谱中显示低分子量的β_2-微球蛋白及中分子量的白蛋白同时增多，而大分子量的蛋白质较少。

（四）溢出性蛋白尿

血液循环中出现大量低分子量（分子量< 4.5万）的蛋白质如本周蛋白。血浆肌红蛋白（分子量为1.4万）增多超过肾小管重吸收的极限，在尿液中大量出现时称为肌红蛋白尿，也属于溢出性蛋白尿，见于骨骼肌严重创伤及大面积心肌梗死。

（五）偶然性蛋白尿

当尿液中混有多种血、脓、黏液等成分而导致蛋白定性试验呈阳性时称为偶然性蛋白尿。主要见于泌尿系统的炎症、药物、出血及在尿中混入阴道分泌物、男性精液等，一般并不伴有肾脏自身的损害。

（六）生理性蛋白尿或无症状性蛋白尿

由于各种体外环境因素对机体的影响而导致的尿蛋白含量增多，可分为功能性蛋白尿及体位性蛋白尿。

功能性蛋白尿：机体在剧烈运动、发热、低温刺激、精神紧张、交感神经兴奋等情况下所致的暂时性、轻度蛋白尿。形成机制可能与上述原因造成肾血管痉挛或充血而使肾小球毛细血管壁的通透性增加有关。当诱发因素消失后，尿蛋白也迅速消失。生理性蛋白尿定性一般不超过（+），定量<0.5 g/24 h，多见于青少年期。

体位性蛋白尿：又称直立性蛋白尿，由于直立体位或腰部前突引起的蛋白尿。其特点为卧床时尿蛋白定性呈阴性，起床活动若干时间后即可出现蛋白尿，尿蛋白定性可达（++）甚至（+++），而平卧后又转为阴性，常见于青少年，可随年龄增长而消失。其发病机制可能与直立时前突的脊柱压迫肾静脉，或直立时肾的位置向下移动，使肾静脉扭曲导致肾脏处于淤血状态，与淋巴、血流受阻有关。

1. 参考值

尿蛋白定性试验：阴性。尿蛋白定量试验：<0.1 g/L或≤0.15 g/24 h（考马斯亮蓝法）。

2. 临床意义

因器质性病变，尿液持续性地出现蛋白，尿蛋白的含量可作为判断病情的参考，但不能反映肾脏病变的程度和预后。

（1）急性肾小球肾炎：多数为链球菌感染引起的免疫反应。以持续性蛋白尿为特征。蛋白定性检查常为（+）~（++），定量检查大多≤3 g/24 h，但也有>10 g/24 h者。一般于确诊后2~3周蛋白定性转为少量或微量，2~3个月后多消失，也可间歇呈阳性。成人患者消失较慢，若尿蛋白长期不消退，应疑似体内有感染灶或转为慢性的趋势。

（2）急进性肾小球肾炎：起病急、进展快。如未能有效控制，大多在半年至1年内死于尿毒症，以少尿（甚至无尿）、蛋白尿、血尿和管型尿为特征。

（3）隐匿性肾小球肾炎：临床常无明显症状，但有持续性轻度蛋白尿。蛋白定性检查多为（±）~（+），定量检查约为0.2 g/24 h，一般≤1 g/24 h，可称为无症状性蛋白尿。在呼吸系统感染或过劳后，尿蛋白可明显增多，随后可恢复至原有水平。

（4）慢性肾小球肾炎：病变累及肾小球和肾小管，多属于混合性蛋白尿。慢性肾炎普通型，尿蛋白定性检查常为（+）~（+++），定量检查多为3.5 g/24 h；肾病型则以大量蛋白尿为特征，定性检查为（++）~（++++），定量检查为3.5~5 g/24 h或以上，但晚期，由于大部分肾小球损伤，蛋白排出量反而减少。

(5)肾病综合征：由多种原因引起的一组临床综合征，包括慢性肾炎肾病型、类脂性肾病、膜性肾小球肾炎、狼疮性肾炎肾病型、糖尿病性肾病综合征和一些原因不明确的肾病综合征等。临床表现以水肿、大量蛋白尿、低蛋白血症、高脂血症为特征，尿蛋白含量较高，且易起泡沫，定性试验多为(+++)～(++++)，定量试验常为3.5～10 g/24 h，最多可达20 g/24h。

(6)肾盂肾炎：为泌尿系统最常见的感染性疾病，临床上分为急性和慢性两期。急性期尿液的改变为脓尿，尿蛋白多为(±)～(++)。每日排出量≤1 g。如出现大量蛋白尿应考虑肾炎、肾病综合征或肾结核并发感染的可能性。慢性期尿蛋白可间歇呈阳性，常为(+)～(++)，并可见混合细胞群和白细胞管型。

(7)肾内毒性物质引起的损害：金属盐类如汞、镉、铀、铬、砷和铋等或有机溶剂如甲醇、甲苯、四氧化碳等及抗菌药物如磺胺、新霉素、卡那霉素、庆大霉素、多黏菌素B、甲氧苯青霉素等，可引起肾小管上皮细胞肿胀、退行性变和坏死等，故又称坏死性肾病。系因肾小管对低分子蛋白质重吸收障碍而形成的轻度或中等量蛋白尿，一般≤1.5 g/24 h，并有明显的管型尿。

(8)系统性红斑狼疮的肾脏损害：该病在组织学上显示存在肾脏病变者高达90%～100%，因肾脏疾病而发病者仅为3%～5%。其病理改变以肾小球毛细血管丛为主，出现免疫复合物沉淀和基底膜增厚。轻度损害型尿蛋白常为(+)～(++)，定量检查为0.5～1 g/24 h。肾病综合征型则尿蛋白大量增多。

(9)肾移植：肾移植后，因缺血而造成的肾小管功能损害，有明显的蛋白尿，可持续数周，当循环改善后尿蛋白减少或消失，如再度出现蛋白尿或尿蛋白含量较前增加，并伴有尿沉渣改变，常提示有排异反应发生。

(10)妊娠和妊娠高血压综合征：正常妊娠女性尿液中蛋白可轻微增加，属于生理性蛋白尿。此与肾小球滤过率和有效肾血流量较妊娠前增加30%～50%以及妊娠所致的体位性蛋白尿(约占20%)有关。妊娠中毒症则因肾小球的小动脉痉挛，血管腔变窄，肾血流量减少，组织缺氧使其通透性增加，血浆蛋白从肾小球渗出。尿蛋白多为(+)～(++)，病情严重时可增至(+++)～(++++)，如尿蛋白定量>5 g/24 h，提示为重度妊娠高血压综合征。

二、本周蛋白尿检查

本周蛋白是免疫球蛋白的轻链单体或二聚体，属于不完全抗体球蛋白，分为K型和X型，其分子量分别为22 000和44 000，蛋白电泳可在α_2~γ球蛋白区带间的某个部位出现M区带,多位于γ区带及β-γ区带。从而易从肾脏排出称为轻链尿。可通过肾小球滤过膜滤出,若其量超过近曲小管所能吸收的极限,则从尿液排出,尿液的排出率高于清蛋白。肾小管对本周蛋白具有重吸收及异化作用,通过肾排泄,可抑制肾小管对其他蛋白成分的重吸收,并可损害近曲、远曲小管,因而导致肾功能障碍及形成蛋白尿,同时有清蛋白及其他蛋白成分排出。本周蛋白在加热至40~60 ℃时可发生凝固,温度升至90~100 ℃时可再溶解,故又称凝溶蛋白。

(一)原理

尿内本周蛋白在加热40~60 ℃时,可出现凝固沉淀,继续加热至90~100 ℃时又可再溶解,故利用此凝溶特性可将此蛋白与其他蛋白区分。

(二)参考值

尿本周蛋白定性试验:阴性(加热凝固法或甲苯磺酸法)。

(三)临床意义

1.多发性骨髓瘤

多发性骨髓瘤是浆细胞恶性增生所致的肿瘤疾病,其异常浆细胞(骨髓瘤细胞)在制作免疫球蛋白的过程中,产生过多的轻链且在未与重链装配前即从细胞内分泌排出,经血循环由肾脏排至尿中,35%~65%的患者本周蛋白尿呈阳性反应,但每日排出量有很大差别,可从1克至数十克,最高可达90 g,定性试验有时可间歇呈阳性,故一次检验阴性不能排除该病。

2.华氏巨球蛋白血症

属浆细胞恶性增殖性疾病,血清内IgM显著增高为该病的重要特征,约有20%的患者尿液中可出现本周蛋白。

3.其他疾病

如淀粉样变性、恶性淋巴瘤、慢淋白血病、转移瘤、慢性肾炎、肾盂肾炎、肾癌等患者尿中也偶见本周蛋白,可能与尿中存在免疫球蛋白碎片有关。

三、尿液血红蛋白、肌红蛋白及其代谢产物的检查

(一)血红蛋白尿检查

当血红蛋白有大量红细胞被破坏,血浆中游离血红蛋白>1.5 g/L(正常情况下肝珠蛋白最大结合力为1.5 g/L)时,血红蛋白随尿液排出,尿液中血红蛋白检查呈阳性,称血红蛋白尿。血红蛋白尿的外观呈浓茶色或透明的酱油色,镜检时无红细胞,但隐血呈阳性反应。

1.原理

血红蛋白中的亚铁血红素与过氧化物酶的结合相似，而且具有较弱的过氧化物酶活性，能催化过氧化氢生成新生态的氧，氧化受体氨基比林使之呈色，借以识别血红蛋白的存在。

2.参考值

正常人尿中血红蛋白定性试验：阴性（氨基比林法）。

3.临床意义

（1）阳性可见于各种引起血管内溶血的疾病，如6-磷酸葡萄糖脱氢酶缺乏，食用蚕豆或使用药物伯氨喹、碘胺、非那西丁时引起的溶血。

（2）输血血型不合引起的急性溶血、广泛性烧伤、恶性疟疾、某些传染病（猩红热、伤寒、丹毒）、毒蕈中毒、毒蛇咬伤等大多会出现变性的血红蛋白。

（3）遗传性或继发性溶血性贫血，如阵发性寒冷性血红蛋白尿症、行军性血红蛋白尿症及阵发性睡眠性血红蛋白尿症。

（4）自身免疫性溶血性贫血、系统性红斑狼疮等。

（二）肌红蛋白尿检查

肌红蛋白是横纹肌、心肌细胞内的一种含亚铁血红素的蛋白质，其结构及特性与血红蛋白相似，但仅有一条肽链，分子量为1.6万～1.75万。当肌肉组织受损伤时，肌红蛋白可大量释放到细胞外血液中，因分子量较小，可由肾排出。尿液中肌红蛋白检查呈阳性，称肌红蛋白尿。

1.原理

肌红蛋白和血红蛋白一样，分子中含有血红素基团，具有过氧化物酶活性，能用邻甲苯胺或氨基比林与过氧化氢显色来鉴定，肌红蛋白在80%饱和硫酸铵中溶解，而血红蛋白和其他蛋白质则发生沉淀，可进行区分。

2.参考值

肌红蛋白定性试验：阴性（硫酸铵法）。肌红蛋白定量试验：<4 mg/L（酶联免疫吸附法）。

3.临床意义

（1）阵发性肌红蛋白尿：肌肉疼痛性痉挛发作72小时后可出现肌红蛋白尿。

（2）行军性肌红蛋白尿：非习惯性过度运动。

（3）创伤：挤压综合征、子弹伤、烧伤、电击伤、手术创伤。

（4）原发性肌疾病：肌肉萎缩、皮肌炎及多发性肌炎、肌肉营养不良等。

(5)组织局部缺血性肌红蛋白尿:心肌梗死早期、动脉梗死。

(6)代谢性肌红蛋白尿:乙醇、砷化氢、一氧化碳、巴比妥中毒及肌糖原积累等。

(三)含铁血黄素尿检查

含铁血黄素尿为尿中含有暗黄色不稳定的铁蛋白聚合体,是含铁的棕色色素。血管内出现溶血时,肾在清除游离血红蛋白过程中,血红蛋白大部分随尿液排出,产生血红蛋白尿。其中一部分血红蛋白被肾小管上皮细胞重吸收,并在细胞内分解成含铁血黄素,当这些细胞脱落至尿液中,可用铁染色法检出,细胞解体时,含铁血黄素颗粒释放于尿液中,也可用Prussian蓝反应予以鉴别。

1.原理

含铁血黄素中的高价铁离子,在酸性环境下与亚铁氰化物作用,产生蓝色的亚铁氰化铁,又称Prussian蓝反应。

2.参考值

含铁血黄素定性试验:阴性(Prussian蓝法)。

3.临床意义

尿铁血红素检查对诊断慢性血管内溶血有一定价值,主要见于阵发性睡眠性血红蛋白尿症、行军性肌红蛋白尿、自身免疫溶血性贫血、严重肌肉疾病等。但急性溶血初期,血红蛋白检查可呈阳性,因血红蛋白尚未被肾上皮细胞摄取,未形成含铁血黄素,本试验可呈阴性。

(四)尿卟啉及其衍生物检查

卟啉是血红素生物合成的中间体,是构成动物血红蛋白、肌红蛋白、过氧化氢酶、细胞色素等重要成分。是由4个吡咯环连接而成的环状化合物。血红素的合成过程十分复杂,其基本原料是琥珀酰辅酶A和甘氨酸,维生素B也参与作用。正常人血液和尿液含有少量的卟啉类化合物。卟啉病是一种先天性或获得性卟啉代谢紊乱疾病,其大量产物由尿和粪便排出,并出现皮肤、内脏、精神和神经症状。

1.卟啉定性检查

(1)原理:尿液中卟啉类化合物(属卟啉、粪卟啉、原卟啉)在酸性条件下用乙酸乙酯提取,经紫外线照射显红色荧光。

(2)参考值:尿卟啉定性试验呈阴性(Haining法)。

2.卟胆原定性检查

(1)原理:尿液中卟胆原是血红素合成的前体物质,它与对二甲氨基苯甲醛在酸性溶液中作用,生成红色缩合物。尿胆原及吲哚类化合物亦可与试剂作用,形成红色。但前者可用氯仿将红色提取，后者可用正丁醇将红色除去，残留的尿液如仍呈红色，提示有卟胆原。

(2)参考值：尿卟胆原定性试验呈阴性(Watson-Schwartz法)。

(3)临床意义：卟啉病可引起卟啉代谢紊乱，导致卟啉合成异常及前体物质与氨基-γ-酮戊酸及卟胆原的排泄异常，在这种异常代谢过程中产生的尿卟啉、粪卟啉大量排出。主要临床应用：①肝性卟啉病呈阳性；②鉴别急性间歇性卟啉病。因患者出现腹痛、胃肠道症状、精神症状等，易与急性阑尾炎、肠梗阻、神经精神疾病混淆，检查卟胆原可作为鉴别诊断参考。

四、尿糖检查

临床上，尿液中出现糖类主要是葡萄糖尿，偶见乳糖尿、戊糖尿、半乳糖尿等。正常人尿液中可有微量葡萄糖，尿糖<2.8 mmol/24 h，定性方法检查呈阴性。定性试验呈阳性的尿液称为糖尿，尿糖形成的原因为：当血中葡萄糖浓度>8.8 mmol/L时，肾小球滤过的葡萄糖量超过肾小管重吸收能力("肾糖阈")即可出现糖尿。

尿中出现葡萄糖取决于3个因素：①动脉血中葡萄糖浓度；②每分钟流经肾小球中的血浆量；③近端肾小管上皮细胞重吸收葡萄糖的能力即肾糖阈。肾糖阈可随肾小球滤过率和肾小管葡萄糖重吸收率变化而改变。当肾小球滤过率降低时可导致肾糖阈升高，而肾小管重吸收减少时则可引起肾糖阈降低。糖尿除因血糖浓度过高引起外，也可因肾小管重吸收能力降低引起，后者血糖可正常。

(一)参考值

尿糖定性试验：阴性(葡萄糖氧化酶试带法)。尿糖定量试验：<2.8 mmol/24 h(0.5 g/24 h)，浓度为0.1 ~ 0.8 mmol/L。

(二)临床意义

1.血糖增高性糖尿

(1)饮食性糖尿：因短时间摄入大量糖类(>200 g)而引起。确诊需检查清晨空腹的尿液。

(2)持续性糖尿：清晨空腹尿液持续呈阳性，常见于因胰岛素绝对或相对不足所致的糖尿病，此时空腹血糖水平常已超过肾糖阈，24小时尿液中排糖接近100 g或更多，每日尿糖总量与病情轻重相关。如并发肾小球动脉硬化症，则肾小球滤过率减少，肾糖阈升高，此时血糖虽已超常，尿糖亦呈阴性，进食后2小时由于负载增加则可见血糖升高，尿糖呈阳性，对于此型糖尿病患者，不仅需要检查空腹血糖及尿糖定量，还需进一步进行糖耐量试验。

(3)其他疾病血糖增高性糖尿。①甲状腺功能亢进:由于肠壁的血流加速和糖的吸收增快,餐后血糖升高而出现糖尿;②肢端肥大症:可因生长激素分泌旺盛而使血糖升高,出现糖尿;③嗜铬细胞瘤:可因肾上腺素及去甲肾上腺素大量分泌,使磷酸化酶活性增强,促使肝糖原降解为葡萄糖,引起血糖升高而出现糖尿;④库欣综合征:因皮质醇分泌增多,使糖原异生旺盛,抑制己糖磷酸激酶和对抗胰岛素作用,因而出现糖尿。

(4)一过性糖尿:又称应激性糖尿,见于颅脑外伤、脑血管意外、情绪激动等情况,脑血糖中枢受到刺激,导致肾上腺素、胰高血糖素大量释放,因而可出现暂时性高血糖和糖尿。

2.血糖正常性糖尿

肾性糖尿属血糖正常性糖尿,因近曲小管对葡萄糖的重吸收功能下降所致。其中先天性者为家族性肾性糖尿,见于范可尼综合征,患者出现糖尿而空腹血糖、糖耐量试验均正常;新生儿糖尿是因肾小管功能还不完善;后天获得性肾性糖尿可见于慢性肾炎和肾病综合征。妊娠后期及哺乳期女性,出现糖尿可能与肾小球滤过率增加有关。

3.尿中其他糖类

尿中除葡萄糖外还可出现乳糖、半乳糖、果糖、戊糖等,除受进食种类不同影响外,可能与遗传代谢紊乱有关。

(1)乳糖尿:有生理性和病理性两种,前者出现在妊娠末期或产后2~5天,后者见于消化不良的患儿,当乳糖摄取量>150 g时,因缺乏乳糖酶1,则会产生乳糖尿。

(2)半乳糖尿:先天性半乳糖血症是一种常染色体隐性遗传病。由于缺乏半乳糖-1-磷酸尿苷转化酶或半乳糖激酶,不能将食物中的半乳糖转化为葡萄糖,患儿可出现肝大、肝功损害、生长发育停滞、智力减退、哺乳后不安、拒食、呕吐、腹泻、肾小管功能障碍等,此外还可检查出氨基酸尿(精、丝、甘氨酸等)。由半乳糖激酶缺乏所致白内障患者也可出现半乳糖尿。

(3)果糖尿:正常人尿液中偶见果糖,摄取大量果糖后尿中可出现暂时性果糖阳性。在肝脏功能障碍时,肝脏对果糖的利用下降,导致血中果糖升高而出现果糖尿。

(4)戊糖尿:尿液中出现的主要是L-阿拉伯糖和L-木糖。在食用枣、李子、樱桃及其他果汁等含戊糖多的食品后,可一过性地出现在尿液中。后天性戊糖增多症是由于缺乏从L-木酮糖向木糖醇的转移酶,尿中每日排出木酮糖4~5 g。

五、尿酮体检查

酮体是乙酰乙酸、β-羟丁酸及丙酮的总称，为体内脂肪酸代谢的中间产物。正常人血中丙酮浓度较低，为2.0~4.0 mg/L，其中乙酰乙酸、β-羟丁酸、丙酮分别约占20%、78%、2%。一般尿酮体检查呈阴性。当饥饿、各种原因引起的糖代谢障碍使脂肪分解增加及糖尿病酸中毒时，因产生酮体速度大于组织利用速度，可出现酮血症，继而产生酮尿。

（一）原理

尿中丙酮和乙酰乙酸在碱性溶液中与硝普钠作用产生紫红色化合物。

（二）参考值

尿酮体定性试验：阴性（Rothera法）。

（三）临床意义

1. 糖尿病酮症酸中毒

由于糖利用减少、分解脂肪产生酮体增多而引起酮症，尿内酮体呈强阳性反应。当肾功能严重损伤而肾阈值增高时，尿酮体可减少，甚至完全消失。

2. 非糖尿病性酮症

如感染性疾病发热期、严重腹泻、呕吐、饥饿、禁食过久、全身麻醉后等均可出现酮尿。妊娠女性常因妊娠反应，呕吐、进食少，导致体脂降解、代谢明显增多，产生酮症而致酮尿。

3. 中毒

如氯仿、乙醚麻醉后，磷中毒等。

4. 服用双胍类降糖药

如苯乙双胍等，由于药物有抑制细胞呼吸的作用，可使血糖降低、酮尿呈阳性。

六、脂肪尿和乳糜尿检查

尿液中混有脂肪小滴时称为脂肪尿。尿液中含有淋巴液，外观呈乳糜状称为乳糜尿。由呈胶体状的乳糜微粒和蛋白质组成，其形成原因是经肠道吸收的脂肪皂化后成乳糜液，由于种种原因致淋巴引流不畅而未能进入血液循环，导致反流在泌尿系统淋巴管中，可使淋巴管内压力升高、曲张破裂、乳糜液流入尿中呈乳汁样。乳糜尿中混有血液，则称为乳糜血尿。乳糜尿中主要含卵磷脂、胆固醇、脂酸盐及少量纤维蛋白原、清蛋白等。若合并尿路感染，则可出现乳糜脓尿。

(一)原理

乳糜由脂肪微粒组成,较大的脂粒在镜下呈球形,用苏丹Ⅲ染成红色者为乳糜阳性。过小的脂粒,不易在镜下观察,可利用其溶于乙醚的特性,加乙醚后使乳白色混浊尿变清,即为乳糜尿阳性。

(二)参考值

乳糜定性试验:阴性。

(三)临床意义

1.淋巴管阻塞

常见于丝虫病,乳糜尿是慢性期丝虫病的主要临床表现之一。这是由丝虫在淋巴系统中,引起炎症反复发作,大量纤维组织增生,使腹部淋巴管或胸导管广泛阻塞所致。

2.过度疲劳、妊娠及分娩后

可诱发出现间歇性乳糜尿,偶尔也有少数病例呈持续阳性。

3.其他

先天性淋巴管畸形、腹内结核、肿瘤、胸腹部创伤、手术伤、糖尿病、高脂血症、肾盂肾炎、棘球蚴病、疟疾等也可引起乳糜尿。

七、尿胆色素检查

尿液中胆色素包括胆红素、尿胆原及尿胆素。由于送检多为新鲜尿液,尿胆原尚未氧化成尿胆素,故临床大多检测尿胆红素及尿胆原。

(一)胆红素检查

胆红素是血红蛋白分解代谢的中间产物,是胆汁的主要成分,可分为未经肝处理的未结合胆红素和经肝与葡萄糖醛酸结合形成的结合胆红素。未结合胆红素不溶于水,在血中与蛋白质结合不能通过肾小球滤膜。结合胆红素分子量小,溶解度高,可通过肾小球滤膜,由尿液排出。由于正常人血液结合胆红素含量很低(<4 μmol/L),滤过量极少,因此,尿液检测不出胆红素,若血液结合胆红素增多可通过肾小球滤膜使尿中结合胆红量增加,尿胆红素试验呈阳性反应。

1.原理

尿液中的胆红素与重氮试剂作用,生成红色的偶氮化合物。红色的深浅大体能反映胆红素的含量。

2.参考值

胆红素试验:阴性(试带法)。

(二)尿胆原检查

1.原理

尿胆原在酸性溶液中与对二甲氨基苯甲醛作用,生成樱红色化合物。

2.参考值

尿胆原定性试验:正常人为弱阳性,其稀释度在1:20以下(改良Ehrlich法)。

(三)尿胆素检查

1.原理

在无胆红素的尿液中,加入碘液,使尿液中尿胆原氧化成尿胆素,与试剂中的锌离子作用,形成带绿色荧光的尿胆素-锌复合物。

2.参考值

尿胆素定性试验:阴性(Schilesinger法)。

3.临床意义

临床上根据黄疸产生的机制可分为溶血性黄疸、肝细胞性和阻塞性黄疸3种类型。尿三胆检验对诊断鉴别3种类型的黄疸有重要意义。

(1)溶血性黄疸:见于体内大量溶血时,如溶血性贫血、疟疾、大面积烧伤等。由于红细胞被破坏时未结合胆红素增加,使血液中含量升高,未结合胆红素不能通过肾,尿中胆红素检查呈阴性。未结合胆红素增加,导致肝细胞代偿性产生更多的结合胆红素。当将其排入肠道后转变为粪胆原的量也增多,尿胆原的形成增加,而肝脏重新利用尿胆原的能力有限(肝功能也可能同时受损),所以尿胆原的含量也增加,可呈阳性或强阳性。

(2)肝细胞性黄疸:肝细胞损伤时对胆红素的摄取、结合、排除功能均可能产生障碍。由于肝细胞坏死、肝细胞肿胀、毛细胆管受压,而在肿胀与坏死的肝细胞间弥散,胆红素经血窦进入血液循环,导致血液中结合胆红素升高,因其可溶于水并经肾排出,使尿胆红素试验呈阳性。但由于肝细胞处理未结合胆红素及尿胆原的能力下降,故血液中未结合胆红素及尿胆原均可增加,此外经肠道吸收的粪胆原也因肝细胞受损不能将其转变为胆红素,而以尿胆原形式由尿液排出,因此,在肝细胞黄疸时,尿胆红素与尿胆原均呈明显阳性,而粪便中尿胆原则通常会减少。在急性病毒性肝炎时,尿胆红素阳性可早于临床黄疸。其他原因引起的肝细胞黄疸,如药物、毒物引起的中毒性肝炎也可出现类似结果。

(3)阻塞性黄疸:胆汁淤积使肝胆管内压升高,导致毛细胆管破裂,结合胆红素不能排入肠道而逆流入血,由尿液排出,尿胆红素检查呈阳性。由于胆汁排入肠道受阻,故尿胆原、粪胆原均显著减少。可见于各种原因引起的肝内外完全或不完全梗阻,如胆石症、胆管癌、胰头癌、原发性胆汁性肝硬化等。

八、尿氨基酸检查

尿液中有一种或数种氨基酸增多称为氨基酸尿。随着对遗传病的认识,氨基酸尿的检查已受到重视。

由于血浆氨基酸的肾阈值较高,正常尿液中只能出现少量氨基酸。即使被肾小球滤出,也很易被肾小管重吸收。尿液中氨基酸分为游离和结合两种类型,其中游离型排出量约为1.1 g/24 h,结合型约为2 g/24 h。结合型是氨基酸在体内的转化产物如甘氨酸与苯甲酸结合生成马尿酸;N-2酰谷氨酸与苯甲酸结合生成苯乙酰谷氨酸。正常尿中氨基酸含量与血浆中明显不同,尿液中氨基酸以甘氨酸、组氨酸、赖氨酸、丝氨酸及氨基乙磺酸为主。排泄量在各年龄段有较大差异,某些氨基酸儿童的排出量高于成人,可能由于儿童肾小管发育未成熟,重吸收减少。但成人的β-氨基异丁酸、甘氨酸、门冬氨酸等排出量又明显高于儿童。尿氨基酸除与年龄有关外,也因饮食、遗传和生理变化而有明显差别,如妊娠期尿液中组氨酸、苏氨酸可明显增加。检查尿氨基酸及其代谢产物,可作为遗传性疾病氨基酸异常的筛查试验。血液中氨基酸浓度增加,可溢出于尿液中,见于某些先天性疾病。如肾因毒物或药物受损,使肾小管重吸收障碍,肾阈值降低,所导致的肾性氨基酸尿,患者血液中氨基酸浓度则不高。

(一)胱氨酸尿检查

胱氨酸尿是先天性代谢疾病,主要原因是肾小管对胱氨酸、赖氨酸、精氨酸和乌氨酸的重吸收障碍导致尿氨基酸排出量增加。由于胱氨酸难溶解、易达到饱和、易析出而形成结晶,反复发生结石、尿路梗阻合并尿路感染;严重者可形成肾盂积水、梗阻性肾病,最后导致肾衰竭。

1.原理

胱氨酸经氰化钠作用后,与亚硝基氰化钠产生紫红色反应。

2.参考值

胱氨酸定性试验:阴性或弱阳性。胱氨酸定量试验:正常尿中胱氨酸、半胱氨酸为83～830 μmol(10～100 mg)/24 h。

3. 临床意义

定性如呈明显阳性为病理变化，见于胱氨酸尿症。

(二)酪氨酸尿检查

酪氨酸代谢疾病是一种罕见的遗传性疾病。由于缺乏羟基苯丙酮酸氧化酶和酪氨酸转氨酶，尿液中的羟基苯丙酮酸和酪氨酸显著增加，临床表现为结节性肝硬化、腹部膨大、脾大、多发性肾小管功能障碍等。

1. 原理

酪氨酸和硝酸亚汞与硝酸汞反应生成一种红色沉淀物。

2. 参考值

尿酪氨酸定性试验：阴性（亚硝基苯酚法）。

3. 临床意义

临床见于急性磷、氯仿或四氯化碳中毒，急性重型肝炎或肝硬化、白血病、糖尿病性昏迷或上呼吸道感染等。

(三)苯丙酮尿检查

苯丙酮尿症是由于患者肝脏中缺乏苯丙氨酸羟化酶，使苯丙氨酸不能氧化成酪氨酸，只能形成苯丙酮酸。大量苯丙氨酸和苯丙酮酸累积在血液和脑脊液中，并随尿液排出。

1. 原理

尿液中的苯丙酮酸在酸性条件下，与三氯化铁作用，呈蓝绿色。

2. 参考值

尿液苯丙酮酸定性试验：阴性（三氯化铁法）。

3. 临床意义

苯丙酮酸尿见于先天性苯丙酮酸尿症。大量的苯丙酮酸在体内蓄积，对患者的神经系统造成损害并影响体内色素的代谢。此病多在儿童中被发现，患儿的智力发育不全，皮肤和毛发颜色较淡。

(四)尿黑酸检查

尿黑酸是一种罕见的常染色体隐性遗传病，该病是由于患者体内缺乏使黑酸转化为乙酰乙酸的尿黑酸氧化酶，而使酪氨酸和苯丙氨酸代谢终止在尿黑酸阶段。尿黑酸由尿液排出后，暴露在空气中逐渐氧化成黑色素。其早期临床症状为尿液呈黑色，皮肤色素沉着，在儿童期和青年期常被忽视，但在中老年期常发生脊柱和大关节炎等严重症状。

1.原理

尿液中的尿黑酸与硝酸银作用,与氨产生黑色沉淀,借以识别尿黑酸的存在。

2.参考值

尿黑酸定性试验:阴性(硝酸银法)。

3.临床意义

黑酸尿在婴儿期易观察,因其尿布上常有黑色污斑。患者一般无临床症状,至老年时可产生褐黄病(即双颊、鼻、巩膜及耳郭呈灰黑色或褐色),是尿黑酸长期在组织中蓄积所致。

(五)Hartnup病检查

Hartnup病是一种先天性常染色体隐性遗传病。由于烟酰胺缺乏,患者常表现为糙皮病性皮疹及小脑共济失调。这是由于肾小管对色氨酸重吸收产生障碍。可用薄层法予以确证,在层析图上可见10种以上的氨基酸。

1.原理

2,4-二硝基苯肼与尿液中存在的α-酮酸(由异常出现的单氨基单羧基中性氨基酸经代谢产生)作用生成白色沉淀物。

2.参考值

Hartnup病的检查:阴性(2,4-二硝基苯肼法)。

3.临床意义

当发生先天性或获得性代谢缺陷时,尿中一种或数种氨基酸含量较正常增多,称为氨基酸尿。

(1)肾性氨基酸尿:这是由于肾小管对某些氨基酸的重吸收产生障碍所致。非特异性:Fanconi综合征(多发性肾近曲小管功能不全)、胱氨酸病、Wilson病(进行性肝豆状核变性)、半乳糖血症。特异性:胱氨酸尿、甘氨酸尿。

(2)溢出性氨基酸尿:由于氨基酸中间代谢的缺陷,导致血浆中某些氨基酸水平的升高,超出正常肾小管的重吸收能力,使氨基酸溢入尿中。非特异性:肝病、早产儿和新生儿、巨幼细胞性贫血、铅中毒、肌肉营养不良、Wilson病及白血病等。特异性:糖尿病、Hartnup病(遗传性烟酰胺缺乏)、苯丙酮尿。

(3)氨基酸衍生物的异常排泄:黑酸尿、草酸盐沉积症、苯丙酮尿及吡哆醇缺乏。

九、尿酸碱度检查

尿液酸碱度即尿pH值,可反映肾脏调节体液酸碱平衡的能力。尿的pH值主要由肾小管泌H^+,分泌可滴定酸、铵的形成、重碳酸盐的重吸收等因素决定,其中最重要的是酸性磷酸盐及碱性磷酸盐的相对含量,若前者高于后者,尿液呈酸性,反之呈中性或碱性。

尿pH值受饮食种类影响很大,如进食的蛋白质较多,则尿液排出的磷酸盐及硫酸盐增多,尿pH值较低;而进食蔬菜多时尿pH值常>6。当每次进食后,由于胃黏膜要分泌大量盐酸以助消化,为保证有足够的H^+和Cl^-进入消化液,使尿液泌H^+减少和Cl^-的重吸收增加,而导致尿pH值呈一过性升高,称为碱潮。其他如运动、饥饿、出汗等生理活动,夜间入睡后呼吸变慢,体内酸性代谢产物均可使尿pH值降低。药物、不同疾病等多种因素也影响尿pH值。

(一)原理

甲基红和溴麝香草酚蓝指示剂适当配合可反映pH值4.5~9.0的变异范围。

(二)参考值

尿pH值:正常人在普通膳食条件下尿pH值为4.6~8.0(平均6.0,试带法)。

(三)临床意义

1.尿pH值降低

酸中毒、慢性肾小球肾炎、痛风、糖尿病等排酸增加;呼吸性酸中毒,因CO_2潴留等,尿液多呈酸性。

2.尿pH值升高

频繁呕吐丢失胃酸、服用重碳酸盐、尿路感染、换氧过度及丢失CO_2过多的呼吸性碱中毒,尿液呈碱性。

3.尿pH值一般与细胞外液pH值变化相关

但应注意:①低钾血症性碱中毒时,由于肾小管分泌H^+增加,尿液酸性增强;反之,高钾性酸中毒时,排出K^+增加,肾小管分泌H^+减少,可呈碱性尿;②变形杆菌性尿路感染时,由于尿素分解成氨,呈碱性尿;③肾小管性酸中毒时,因肾小管形成H^+、排出H^+及H^+-Na^+交换能力下降,尽管体内为明显酸中毒,但尿pH值呈相对偏碱性。

十、尿路感染检查

尿路感染的频度仅次于呼吸道感染,其中有70%~80%因无症状而忽略不治,是导致发展为肾病的原因。无症状性尿路感染的发生率很高,18%的女性有潜在的尿路感染。

(一)氯化三苯四氮唑还原试验

此法是利蒙(Limon)在1962年提出的一种尿路感染诊断试验。当尿中细菌在10^5/mL时,本试验为阳性,肾盂肾炎的阳性为68%~94%。

原理:无色的氯化三苯四氮唑,可被大肠埃希菌等代谢产物还原成三苯甲,呈桃红色至红色沉淀。

(二)尿亚硝酸盐试验

该试验又称Griess试验。当尿路感染的细菌存在还原硝酸盐为亚硝酸盐的能力时,该试验呈阳性反应。大肠埃希菌属、枸橼酸杆菌属、变形杆菌属、假单胞菌属等均有还原能力,肾盂肾炎的阳性率可达69%~80%。

原理:大肠埃希菌等革兰阴性杆菌,能还原尿液中的硝酸盐为亚硝酸盐,使试剂中的对氨基苯磺酸重氮化,成为对重氮苯磺酸。对氨基苯磺酸再与α-萘胺结合形成N-α-萘胺偶氮苯磺酸而呈红色。

十一、泌尿系结石检查

泌尿系结石是指在泌尿系统中因尿液浓缩、沉淀形成颗粒或块状聚集物,包括肾结石、输尿管结石、膀胱结石和尿路结石,为常见病,好发于青壮年,近年来发病率呈上升趋势。

尿结石病因较复杂,近年报道的原因:①原因不明、机制不清的尿结石称为原发性尿石;②微小细菌引起的尿石:近年芬兰科学家证明形成肾结石的原因是由自身能够形成矿物外壳的微小细菌所致;③代谢性尿结石:是由体内或肾脏内代谢紊乱而引起,如甲状腺功能亢进、特发性尿钙症引起的尿钙增高,痛风的尿酸排泄增加,肾小管酸中毒时磷酸盐大量增加等,形成的结石多为尿酸盐、碳酸盐、胱氨酸、黄嘌呤结石;④继发性或感染性结石:主要为泌尿系统细菌感染,特别是能分解尿素的细菌如变形杆菌,将尿素分解为游离氨使尿液碱化,促使磷酸盐、碳酸盐以菌团或脓块为核心而形成结石。此外,结石的形成与种族、遗传(胱氨酸结石有遗传倾向)、性别、年龄、地理环境、饮食习惯、营养状况及自身尿路疾病如尿路狭窄、前列腺增生等均有关系。

结石的成分主要有6种,按所占比例高低依次为草酸盐、磷酸盐、尿酸盐、碳酸盐、胱氨酸及黄嘌呤。多数结石成分混合两种或两种以上。因晶体占结石重量>60%,临床常以晶体成分命名。

第五节　尿液的理学检验

一、尿量

尿量主要取决于肾小球的滤过率、肾小管重吸收和浓缩与稀释功能。此外尿量变化还与外界因素如每日饮水量、食物种类、周围环境(气温、湿度)、排汗量、年龄、精神因素、活动量等相关。正常成人排尿量为1～1.5 L/24 h。

24小时尿量>2.5 L为多尿,可由饮水过多,特别饮用咖啡、茶或失眠、使用利尿药、静脉输液过多引起。病理性多尿常因肾小管重吸收和浓缩功能减退引起如尿崩症、糖尿病、肾功能不全、慢性肾盂肾炎等。

24小时尿量<0.4 L为少尿,可因机体缺水或出汗引起。病理性少尿主要见于脱水、血浓缩、急性肾小球肾炎、各种慢性肾衰竭、肾移植术后急性排异反应、休克、心功能不全、尿路结石、损伤、肿瘤、尿路先天畸形等。

尿量不增多而仅排尿次数增加称为尿频。见于膀胱炎、前列腺炎、尿道炎、肾盂肾炎、体质性神经衰弱、泌尿生殖系统处于激惹状态、磷酸盐尿症、碳酸盐尿症等。

二、外观

尿液外观包括颜色及透明度。正常人新鲜的尿液呈透明的淡黄至橘黄色,影响尿液颜色的主要物质为尿色素、尿胆原、尿胆素及卟啉等。此外,尿液颜色还受酸碱度、摄入食物或药物的影响。

混浊度可分为清晰、雾状、云雾状混浊、明显混浊几个等级。混浊程度根据尿液中含混悬物质种类及量而定。正常尿混浊的主要原因是含有结晶和上皮细胞。病理性混浊可因尿中含有白细胞、红细胞及细菌。放置过久而有轻度混浊可因尿液酸碱度变化,尿内黏蛋白、核蛋白析出所致。淋巴管破裂产生的乳糜尿也可引起混浊。在流行性出血热低血压期,尿液中可出现蛋白质、红细胞、上皮细胞等混合的凝固物,称“膜状物”。常见的外观改变有以下几种。

(一)血尿

尿液含有一定量的红细胞称为血尿。由于出血量不同可呈淡红色云雾状、“淡洗肉水”样或鲜血样,甚至混有凝血块。每升尿液含血量>1 mL可出现淡红色,称为肉眼血尿。主要见于各种原因所致的泌尿系统出血,如肾结石、泌尿系统结石、肾结核、肾肿瘤及某些菌株所致的泌尿系统感染等。"洗肉水"样外观常见于急性肾小球肾炎。血尿还可由出血性疾病引起,见于血友病和特发性血小板减少性紫癜。镜下血尿指尿液外观变化不明显,而离心沉淀后进行镜检时能看到超过正常数量的红细胞。

(二)血红蛋白尿

当发生血管内溶血时,血浆中血红蛋白含量升高,超过肝珠蛋白所能结合的量,未结合的游离血红蛋白便可通过肾小球滤膜而形成血红蛋白尿。在酸性尿液中血红蛋白可氧化成为正铁血红蛋白而呈棕色,如含量甚多则呈棕黑色"酱油"样外观。隐血试验呈强阳性反应,但离心沉淀后上清液颜色不变,镜检时不见红细胞或偶见溶解红细胞的碎片,可与血尿相区别。卟啉尿症患者,尿液呈红葡萄酒色,碱性尿液中若存在酚红、番茄汁、芦荟等物质,酸性尿液中若存在氨基比林、磺胺等药物也可出现不同程度的红色。血红蛋白尿见于蚕豆黄、血型不合的输血反应、严重烧伤及阵发性睡眠性血红蛋白尿症等。

(三)胆红素尿

当尿中含有大量的结合胆红素,外观呈深黄色,振荡后泡沫也呈黄色,若在空气中久置可因胆红素被氧化为胆绿素而使尿液外观呈棕绿色。胆红素见于阻塞性黄疸和肝细胞性黄疸。服用呋喃唑酮、核黄素、呋喃唑酮后尿液也可呈黄色,但胆红素定性呈阴性。服用大剂量熊胆粉、牛黄类药物时尿液可呈深黄色。

(四)乳糜尿

外观呈不同程度的乳白色,严重者似乳汁。因淋巴循环受阻,从肠道吸收的乳糜液未能经淋巴管引流入血而逆流进入肾脏,导致肾盂、输尿管处的淋巴管破裂,淋巴液进入尿液。其主要成分为脂肪微粒及卵磷脂、胆固醇、少许纤维蛋白原和白蛋白等。乳糜尿多见于丝虫病,少数可由结核、肿瘤、腹部创伤或手术引起。乳糜尿离心沉淀后外观不变,沉渣中可见少量红细胞和淋巴细胞,丝虫病患者偶尔可于沉渣中查出微丝蚴。乳糜尿需与脓尿或结晶尿等混浊尿相鉴别,后者经离心后上清液转为澄清,而镜检可见多数的白细胞或盐类结晶,结晶尿加热加酸后混浊消失。为确诊乳糜尿还可于尿液中加少量乙醚振荡提取,因尿中脂性成分溶于乙醚而使水层混浊程度比原尿减轻。

(五)脓尿

尿液中含有大量白细胞而使外观呈不同程度的黄色混浊或含脓丝状悬浮物。见于泌尿系统感染及前列腺炎、精囊炎,脓尿蛋白定性常呈阳性,镜检可见大量脓细胞。还可通过尿三杯试验初步了解炎症部位,协助临床鉴别诊断。

(六)盐类结晶尿

外观呈白色或淡粉红色颗粒状混浊,尤其是在气温寒冷时常很快析出沉淀物。这类混浊尿可通过在试管中加热、加入乙酸进行鉴别。尿酸盐加热后混浊消失,磷酸盐、碳酸盐则混浊增加,但加入乙酸后二者均变澄清,碳酸盐尿同时产生气泡。

除肉眼观察颜色与混浊度外,还可以通过三杯试验进一步对病理尿液的来源进行初步定位。尿三杯试验是在一次排尿中,人为地把尿液分成三段排出,分别盛于3个容器内,第1杯及第3杯每杯约10 mL,其余大部分排于第2杯中。分别观察各杯尿液的颜色、混浊度进行显微镜检查。多用于男性泌尿生殖系统疾病的初步诊断。

尿三杯试验还可鉴别泌尿道出血部位。

1. 全程血尿(3杯尿液均有血液)

血液多来自膀胱颈以上部位。

2. 终末血尿(即第3杯有血液)

病变多在膀胱三角区、颈部或后尿道(当膀胱肿瘤患者大量出血时,也可见全程血尿)。

3. 初期血尿(即第1杯有血液)

病变多在尿道或膀胱颈。

三、气味

正常新鲜尿液的气味来自尿内的挥发性酸,尿液久置后,因尿素分解而出现氨臭味。如新排出的尿液即有氨味提示有慢性膀胱炎及慢性尿潴留。糖尿病酮症患者的尿液呈“苹果”样气味。此外,还有药物和食物的影响,特别是进食蒜、葱、咖喱等,尿液可出现特殊气味。

四、尿比重

尿比重是指在4 ℃时尿液与同体积纯水重量之比。尿比重高低随尿中水分、盐类及有机物含量而异,在病理情况下还受尿蛋白、尿糖及细胞成分等影响。如无水代谢失调、尿比重测定可粗略反映肾小管的浓缩稀释功能。

(一)参考值

晨尿或常规饮食条件下:1.015 ~ 1.025。

随机尿:1.003 ~ 1.035(浮标法)。

(二)临床意义

1.高比重尿

可见于高热、脱水、心功能不全、周围循环衰竭等导致的尿少,也可见于尿液中含有葡萄糖和碘造影剂。

2.低比重尿

可见于慢性肾小球肾炎、肾功能不全、肾盂肾炎、尿崩症、高血压等。慢性肾功能不全者,由于肾单位数目大量减少,尤其伴有远端肾单位浓缩功能障碍者,经常排出尿比重近于1.010(与肾小球滤液比密接近)的尿,称为等渗尿。

五、血清(浆)和尿渗量检测

渗量代表溶液中一种或多种溶质中具有渗透活性微粒的总数量,而与微粒的大小、种类及性质无关。只要溶液的渗量相同,都具有相同的渗透压。测定尿渗量可了解尿液中全部溶质微粒的总数量,可反映尿液中溶质和水的相对排泄速度,以判断肾脏的浓缩稀释功能。

(一)参考值

血清平均为290 mOsm/kg H_2O,范围为280 ~ 300 mOsm/kg H_2O。成人尿液24小时内40 ~ 1400 mOsm/kg H_2O,常见数值为600 ~ 1000 mOsm/kg H_2O。尿/血清比值应>3。

(二)临床意义

(1)血清<280 mOsm/kg H_2O为低渗性脱水,>300 mOsm/kg H_2O为高渗性脱水。

(2)禁饮12小时,尿渗量<800 mOsm/kg H_2O表示肾浓缩功能不全。

(3)急性肾小管功能障碍时,尿渗量降低,尿/血清渗量比值≤1。由于尿渗量仅受溶质微粒数量的影响,很少受蛋白质及葡萄糖等大分子的影响。

六、自由水清除率检测

自由水清除率是指单位时间内(每小时或每分钟)排出尿液中的游离水量。它可通过血清渗量、尿渗量及单位时间尿量进行计算。

(一)参考值

-120 ~ -25 mL/h。

(二)临床意义

(1)自由水清除率为正值代表尿液被稀释,反之代表尿液被浓缩,其绝对值越大代表肾浓缩功能越佳。

(2)尿/血清渗量比值常因少尿而影响结果。

(3)急性肾衰竭早期,自由水清除率趋于零值,而且先于临床症状出现前2~3天,常作为急性肾衰竭的早期诊断指标。在治疗期间,自由水清除率呈负值,大小还可反映肾功能恢复程度。

(4)可用于观察严重创伤、大手术后低血压、少尿或休克患者髓质功能损害的指标。

(5)有助于早期发现肾移植后急性排异反应,此时可近于零。

(6)用于鉴别非少尿性肾功能不全和肾外性氮质血症,后者通常正常。

第六节 尿沉渣检查

尿沉渣检查是用显微镜对尿沉淀物进行检查,以识别尿液中细胞、管型、结晶、细菌、寄生虫等各种病理成分,是辅助泌尿系统疾病诊断、定位、鉴别诊断及预后判断的重要试验项目。

一、尿细胞成分检查

(一)红细胞

正常人尿沉渣镜检红细胞为0~3个/HP。若红细胞>3个/HP,尿液外观无血色者,称为镜下血尿,应考虑结果异常。

新鲜尿液中红细胞形态对鉴别肾小球源性和非肾小球源性血尿有重要价值,因此,除注意红细胞数量外还要注意其形态,正常红细胞直径为7.5 μm;在异常红细胞中,小红细胞直径<6 μm,大红细胞直径>9 μm,巨红细胞直径>10 μm。用显微镜观察,可将尿中红细胞分成4种。

1. 均一形红细胞

红细胞外形及大小正常,以正常红细胞为主,在少数情况下也可见丢失血红蛋白的影细胞或外形轻微改变的棘细胞,整个尿沉渣中不存在两种以上的类型。一般称为0型细胞。

2. 多变形红细胞

红细胞大小不等,外形呈两种以上的多形性变化,常见以下形态:胞质从胞膜向外突出呈相对致密小泡,胞膜破裂,部分胞质丢失;胞质呈颗粒状,沿细胞膜内侧间断沉着;细胞一侧向外展,类似葫芦状或发芽的酵母状;胞质内有散在的相对致密物,成细颗粒状;胞质向四周集中形似“炸面包圈”样及破碎的红细胞等,称为Ⅰ型。

3. 变形红细胞

多为皱缩红细胞,主要为膜皱缩、血红蛋白浓缩,呈高色素性,体积变小,胞膜可见棘状突起,棘突之间看不到膜间隔,有时呈桑葚状、星状、多角形,是在皱缩基础上产生的,称为Ⅱ型。

4. 小型红细胞

直径约在6 μm以下,细胞膜完整,血红蛋白浓缩,呈高色素性。体积变小,细胞大小基本一致,称为Ⅲ型。

肾小球源性血尿多为Ⅰ、Ⅱ、Ⅲ型红细胞形态,通过显微镜诊断,与肾活检的诊断符合率可达96.7%。非肾小球疾病血尿,则多为均一性血尿,与肾活检诊断符合率达92.6%。

肾小球性血尿红细胞形态学变化的机制目前认为可能是由于红细胞通过有病理改变的肾小球滤膜时,受到了挤压损伤;随后在通过各段肾小管的过程中又受到不同pH值和不断变化的渗透压影响;加上介质的张力,各种代谢产物(脂肪酸、溶血、卵磷脂、胆酸等)的作用,使红细胞的大小、形态和血红蛋白含量等发生变化。而非肾小球性血尿主要是肾小球以下部位和泌尿通路上毛细血管破裂而导致出血,不存在通过肾小球滤膜所造成的挤压损伤,因而红细胞形态正常。来自肾小管的红细胞虽可受pH值及渗透压变化的影响,但因时间短暂,变化轻微,多呈均一性血尿。

临床意义:正常人特别是青少年在剧烈运动、急行、冷水浴、久站或重体力劳动后可出现暂时性镜下血尿,这种一过性血尿属生理性变化。女性患者应注意月经污染问题,需通过动态观察进行区分。引起血尿的疾病很多,可归纳为3种原因。

(1)自身泌尿系统疾病:泌尿系统各部位的炎症、肿瘤、结核、结石、创伤、肾移植排异、先天性畸形等均可引起不同程度的血尿,如急性肾小球肾炎、慢性肾小球肾炎、肾盂肾炎、泌尿系统感染等都是引起血尿的常见原因。

(2)全身其他系统疾病:主要见于各种原因引起的出血性疾病,如特发性血小板减少性紫癜、血友病、DIC、再生障碍性贫血和白血病合并血小板减少,某些免疫性疾病如系统性红斑狼疮等也可发生血尿。

(3)泌尿系统附近器官的疾病:如前列腺炎、精囊炎、盆腔炎等患者尿液中也可偶尔见到红细胞。

(二)白细胞、脓细胞、闪光细胞和混合细胞群

正常人尿沉渣镜检白细胞<5个/HP,若白细胞>5个/HP即为增多,称为镜下脓尿。

白细胞指无明显退变的完整细胞，尿中以中性粒细胞较多见，也可见到淋巴细胞及单核细胞。其细胞质清晰整齐，加1%醋酸处理后可见细胞核。中性粒细胞常分散存在。脓细胞指在炎症过程中破坏或死亡的中性粒细胞，外形不规则，浆内充满颗粒，细胞核不清，易聚集成团，细胞界限不明显，此种细胞称为脓细胞。急性肾小球肾炎患者的尿液中白细胞可轻度增多。若发现大量白细胞，表示存在泌尿系统感染如肾盂肾炎、膀胱炎、尿道炎及肾结核等。肾移植手术后1周内尿液中可出现较多的中性粒细胞，随后可逐渐减少或恢复正常。成年女性生殖系统有炎症时，常有阴道分泌物混入尿液中。除有成团脓细胞外，还伴有大量扁平上皮细胞及一些细长的大肠杆菌。闪光细胞是一种在炎症感染过程中，发生脂肪变性的多形核白细胞，其胞质中充满了活动的闪光颗粒，这种颗粒用Sternheimer-Malbin法染色时结晶紫不着色而闪闪发光。故称为闪光细胞，有时浆内可有空泡。

临床意义如下。

(1)泌尿系统有炎症时均可见到尿中白细胞增多，尤其在细菌感染时多见，如急、慢性肾盂肾炎、膀胱炎、尿道炎、前列腺炎、肾结核等。

(2)女性阴道炎或宫颈炎、附件炎时可因分泌物进入尿液中，而见白细胞增多，常伴大量扁平上皮细胞。

(3)肾移植后如发生排异反应，尿液中可出现大量淋巴及单核细胞。

(4)肾盂肾炎活动期或慢性肾盂肾炎的急性发作期可见闪光细胞，膀胱炎、前列腺炎、阴道炎也偶尔可见。

(5)尿液白细胞中单核细胞增多，可见于药物性急性间质性肾炎及新月形肾小球肾炎，发生急性肾小管坏死时单核细胞减少或消失。

(6)尿液中出现大量嗜酸性粒细胞称为嗜酸性粒细胞尿，某些急性间质性肾炎、药物所致变态反应、尿道炎等泌尿系统其他部位发生非特异性炎症时，也可出现嗜酸性粒细胞。

(三)混合细胞群

混合细胞群是一种泌尿系统上尿路感染后多种细胞黏附聚集成团的细胞群体，在上尿路感染过程中特殊条件下多种细胞的组合，多为淋巴细胞、浆细胞、移行上皮细胞及单核细胞紧密黏附聚集在一起，瑞特染色显示各类细胞形态完整。荧光染色各类细胞出现较强的橘黄色荧光，机械振荡不易解离，将其命名为混合细胞群。这种混合细胞群多出现在上尿路感染患者的尿液中，尤其是慢性肾盂肾炎患者，阳性正确检出率达99.8%。

(四)巨噬细胞

巨噬细胞比白细胞大,呈卵圆形、圆形或不规则形,有一个较大但不明显的核,核常为卵圆形偏于一侧,胞质内有较多的颗粒和吞噬物,常有空泡。在泌尿道急性炎症时出现,如急性肾盂肾炎、膀胱炎、尿道炎等,并伴有脓细胞,其出现程度取决于炎症程度。

(五)上皮细胞

由于新陈代谢或炎症等原因,泌尿生殖道的上皮细胞脱落后可混入尿液排出,从组织学上讲,有来自肾小管的立方上皮,有来自肾、肾盂、输尿管、膀胱和部分尿道的移行上皮,也有来自尿道中段的假复层柱状上皮以及尿道口和阴道的复层鳞状上皮,其形态特点及组织来源如下。

1.小圆上皮细胞

来自肾小管立方上皮或移行上皮深层,在正常尿液中不出现,此类细胞形态特点为:较白细胞略大,呈圆形或多边形,内含一个大而明显的核,核膜清楚,胞质中可见脂肪滴及小空泡。因来自肾小管,故也称为肾小管上皮细胞或肾细胞。肾小管上皮细胞,分为曲管上皮与集合管上皮,两者在形态上不同,曲管上皮为肾单位中代谢旺盛的细胞,肾小管损伤时,最早出现于尿液中,其特征为曲管上皮胞体(20~60 μm),含大量线粒体,呈现多数粗颗粒,结构疏松如网状,核偏心易识别。集合管上皮胞体小,8~12 μm,核致密呈团块,着色深,单个居中央,界膜清楚。浆内有细颗粒。这种细胞在尿液中出现,常表示肾小管有病变,急性肾小球肾炎最多见。若成堆出现,表示肾小管有坏死性病变。细胞内有时充满脂肪颗粒,此时称为脂肪颗粒细胞或复粒细胞。当肾脏慢性充血、梗死或血红蛋白沉着时,肾小管细胞内含有棕色颗粒,即含铁血黄素颗粒也可称为复粒细胞,此种颗粒的Prussian蓝反应呈阳性。肾移植后1周内,尿液中可见较多的肾小管上皮细胞,随后可逐渐减少或恢复正常。当发生排异反应时,尿液中可再度出现成片的肾上皮细胞,并可见上皮细胞管型。

2.变性肾上皮细胞

这类细胞常见于肾上皮细胞内充满粗颗粒或脂肪滴的圆形细胞,胞体较大、核清楚,称为脂肪颗粒变性细胞。苏丹Ⅲ染色后胞质中充满橙红色脂肪晶体和脂肪滴,瑞特染色后胞质中充满不着色、似空泡样脂肪滴。这种细胞多见于肾病综合征、肾炎型肾病综合征及某些慢性肾脏疾病。

3.尿液肾小管上皮计数

参考值:正常人尿液<0。

肾小管轻度损伤曲管上皮>10个/10 HP。

肾小管中度损伤曲管上皮>50个/10 HP。

肾小管严重损伤曲管上皮>100个/10 HP。

肾小管急性坏死曲管上皮>200个/10 HP。

临床意义：正常人尿液一般见不到肾上皮，肾小管上皮的脱落数量与肾小管损伤程度有关。在感染、炎症、肿瘤、肾移植或药物中毒累及肾实质时，都会导致肾小管上皮细胞脱落。

4.移行上皮细胞

正常时少见，来自肾盂、输尿管、近膀胱段及尿道等处的移行上皮组织脱落。此类细胞由于部位和脱落时器官的缩张状态不同，其大小和形态有很大差别。

(1)表层移行上皮细胞：在器官充盈时脱落，胞体大，为正常白细胞的4～5倍，多呈不规则的圆形，核较小常居中央，有人称此为大圆形上皮细胞。如在器官收缩时脱落，形成的细胞体积较小，为正常白细胞的2～3倍，多呈圆形，自膀胱上皮表层至阴道上皮外底层皆为此类形态的细胞。这类细胞可偶见于正常尿液中，膀胱炎时可呈片脱落。

(2)中层移行上皮细胞：体积大小不一，呈梨形、纺锤形，又称尾形上皮细胞，核稍大，呈圆形或椭圆形。多来自肾盂，也称肾盂上皮细胞，有时也可来自输尿管及膀胱颈部，此类细胞在正常尿液中不易见到，在肾盂、输尿管及膀胱颈部炎症时，可成片脱落。

(3)底层移行上皮细胞体积较小，反光性强，因与肾小管上皮细胞相似，有人也称此细胞为小圆上皮细胞，为输尿管、膀胱、尿道上皮深层的细胞。此细胞核较小，但整个胞体又较肾上皮细胞大，以此加以区分。

5.复层鳞状上皮

复层鳞状上皮又称扁平上皮细胞，来自尿道口和阴道上皮表层，细胞扁平而大，似“鱼鳞”样，不规则，细胞核较小呈圆形或卵圆形。成年女性尿液中易见，少量出现无临床意义，尿道炎时可大量出现，常见片状脱落且伴有较多的白细胞。

6.多核巨细胞及人巨细胞病毒包涵体

20～25 μm，呈多角形、椭圆形，有数个椭圆形的核，可见嗜酸性包涵体。一般认为是由尿道而来的移形上皮细胞。多见于麻疹、水痘、腮腺炎、流行性出血热等病毒性感染者的尿液中。巨细胞病毒是一种疱疹病毒，含双股DNA，可通过输血、器官移植等感染，婴儿可经胎盘、乳汁等感染，尿中可见含此病毒包涵体的上皮细胞。

二、尿管型检查

管型是蛋白质在肾小管、集合管中凝固而成的圆柱形蛋白聚体。原尿中少量的白蛋白和由肾小管分泌的T-H黏蛋白是构成管型的基质。1962年Mcqueen用免疫方法证实透明管型由T-H黏蛋白和以少量白蛋白为主的血浆蛋白沉淀构成。T-H黏蛋白由肾单位髓襻的上行支及远端的肾小管所分泌，仅见于尿液中。正常人分泌很少(每日40 mg)。在病理状态下，由于肾小球病变、血浆蛋白滤出增多或肾小管重吸收蛋白质的功能减退等，使肾小管内的蛋白质含量升高，随后，肾小管使尿液浓缩(水分吸收)、酸化(酸性物增加)，以及含有软骨素硫酸酯，使蛋白质在肾小管腔内凝聚、沉淀，从而形成管型。

(一)透明管型

透明管型主要由T-H蛋白构成，也有白蛋白及氯化钠参与。健康人的参考值为0～1个/HP。为半透明、圆柱形，大小、长短不一，通常两端平行、钝圆、平直或略弯曲，甚至扭曲。在弱光下易见。正常人在剧烈运动后或老年人的尿液中可少量出现。发热、麻醉、心功能不全、肾受刺激后的尿液中也可出现。一般无临床意义，如持续多量出现于尿液中，同时可见异常粗大的透明管型和红细胞，以及肾小管上皮细胞有剥落现象，说明有严重的肾损害。见于急性肾小球肾炎、慢性肾小球肾炎、肾病、肾盂肾炎、肾淤血、恶性高血压、肾动脉硬化等。此管型在碱性尿液中或稀释后，可溶解消失。

近年来，有人将透明管型分为单纯性和复合性两种，前者不含颗粒和细胞，后者可含少量颗粒和细胞(如红细胞、白细胞和肾上皮细胞)以及脂肪体等，但其含量应低于管型的50%。复合性透明管型比单纯性透明管型更具有临床意义。透明红细胞管型是肾出血的主要标志，透明白细胞管型是肾炎症的重要标志，透明脂肪管型是肾病综合征的特有标志。

(二)颗粒管型

管型基质内含有颗粒，其含量>1/3时称为颗粒管型。是肾实质性病变的变性细胞的分解产物或由血浆蛋白及其他物质直接聚集于T-H糖蛋白管型基质中所形成的。可分为粗颗粒管型和细颗粒管型两种。开始时多数颗粒大而粗，由于在肾停留时间较长，粗颗粒碎化为细颗粒。

1.粗颗粒管型

在管型基质中含有多数粗大而致密的颗粒，外形较宽、易吸收色素呈淡黄褐色。近年来，也有人认为粗颗粒管型由白细胞变性形成，因为粗颗粒过氧化物酶染色一般呈阳性;而细颗粒管型由上皮细胞衍化形成,因为粒细胞脂酶染色呈阳性而过氧化物酶染色一般呈阴性。多见于慢性肾小球肾炎、肾病综合征、肾动脉硬化、药物中毒损伤肾小管及肾移植术发生急性排异反应时。

2.细颗粒管型

在管型基质内含有较多细小而稀疏的颗粒,多见于慢性肾小球肾炎、急性肾小球肾炎后期,偶尔也可见于剧烈运动后、发热及脱水的正常人尿液中。若数量增多,则提示存在肾实质损伤及肾单位内瘀滞的可能。

(三)细胞管型

管型基质内含有大量细胞,其数量超过管型体积的1/3时,称为细胞管型。这类管型的出现,常表示肾病变处于急性期。

1.红细胞管型

管型基质内含有较多的红细胞,细胞通常多已残损,此种管型是由于肾小球或肾小管出血,或血液流入肾小管所致。常见于急性肾小球肾炎、慢性肾小球肾炎急性发作期、急性肾小管坏死、肾出血、肾移植后急性排异反应、肾梗死、肾静脉血栓形成等。

2.白细胞管型

管型基质内充满白细胞,由退化变性坏死的白细胞聚集而成,过氧化酶染色呈阳性,此种管型表示肾脏有中性粒细胞渗出和间质性炎症。常见于急性肾盂肾炎、间质性肾炎、多发性动脉炎、红斑狼疮肾炎、急性肾小球肾炎、肾病综合征等。

3.肾上皮细胞管型

管型基质内含有大量肾小管上皮细胞。此细胞大小不一,并呈瓦片状排列。此种管型出现,多为肾小管病变,提示肾小管上皮细胞有脱落性病变。脂酶染色呈阳性,过氧化物酶染色呈阴性。常见于急性肾小管坏死、急性肾小球肾炎、间质性肾炎、肾病综合征、子痫、重金属中毒、化学物质中毒、药物中毒、肾移植后排异反应及肾淀粉样变性等。

4.混合细胞管型

管型基质内含有白细胞、红细胞、肾上皮细胞和颗粒等,称为混合型管型。此管型出现表示肾小球肾炎反复发作,出血和缺血性肾坏死,常见于肾小球肾炎、肾病综合征进行期、结节性动脉周围炎、狼疮性肾炎及恶性高血压,在肾移植后出现急性排异反应时,可见到肾小管上皮细胞与淋巴细胞的混合管型。

5.血小板管型

管型基质内含有血小板,称为血小板管型。由于在高倍镜下难以鉴别,需用4.4%

白蛋白液洗渣，以4.0%甲醛液固定涂片后经瑞特–吉姆萨染色液染色。当发生弥散性血管内凝血时，大量血小板在促使管型形成的因素下，组成血小板管型，随尿液排出。对确诊弥散性血管内凝血有重要临床意义，尤其在早期更有价值。

(四)变形管型

包括脂肪管型、蜡样管型及血红蛋白管型。

1.脂肪管型

管型基质内含有大量脂肪滴称脂肪管型。脂肪滴大小不等，圆形、折光性强，可用脂肪染色鉴别。此脂肪滴为肾上皮细胞脂肪变性的产物。见于类脂性肾病、肾病综合征、慢性肾炎急性发作期、中毒性肾病等。常为病情严重的指征。

2.蜡样管型

蜡样管型常呈浅灰色或淡黄色，折光性强、质地厚、外形宽大，易断裂，边缘常有缺口，有时呈扭曲状。常与肾小管炎症有关，其形成与肾单位慢性损害、阻塞、长期少尿、无尿，透明管型、颗粒管型或细胞管型长期滞留于肾小管有关，是细胞崩解的最后产物；也可由发生淀粉样变性的上皮细胞溶解后形成，见于慢性肾小球肾炎晚期、肾功能不全及肾淀粉样变性；也可在肾小管炎症和变性、肾移植慢性排异反应时见到。

3.血红蛋白管型

管型基质中含有破裂的红细胞及血红蛋白，多为褐色不成形，常见于急性出血性肾炎、血红蛋白尿、骨折及溶血反应引起的肝胆系统疾病等患者的尿液中，肾出血、肾移植术后产生排异反应时，罕见于血管内溶血患者。

(五)肾功能不全管型

该管型又称宽幅管型或肾衰竭管型。其宽度可为一般管型的2～6倍，也有较长者，形似蜡样管型但较薄，是由损坏的肾小管上皮细胞碎片在明显扩大的集合管内凝聚而成，或因尿液长期积聚使肾小管扩张，形成粗大管型，可见于肾功能不全患者。急性肾功能不全者的多尿早期，这类管型可大量出现，随着肾功能的改善而逐渐减少或消失。在异型输血后由溶血反应导致急性肾衰竭时，尿中可见褐色宽大的血红蛋白管型。挤压伤或大面积烧伤后急性肾功能不全时，尿中可见带色素的肌红蛋白管型。在慢性肾功能不全患者中，此管型出现时，提示预后不良。

(六)微生物管型

常见的包括细菌管型和真菌管型。

1.细菌管型

管型的透明基质中含大量细菌。在普通光镜下呈颗粒管型，此管型出现提示肾脏存在感染,多见于肾脓毒性疾病。

2.真菌管型

管型的透明基质中含大量真菌孢子及菌丝。经染色后形态易辨认。此管型可见于累及肾的真菌感染,对早期诊断原发性及播散性真菌感染和抗真菌药物的药效监测有重要意义。

(七)结晶管型

管型透明基质中含尿酸盐或草酸盐等结晶,1930年Fuller Albright首先描述甲状旁腺功能亢进患者的尿液中可见结晶管型。常见于代谢性疾病、中毒或药物所致的肾小管内结晶沉淀伴急性肾衰竭,还可见于隐匿性肾小球肾炎、肾病综合征等。

(八)难以分类管型(不规则管型)

外形似长方形透明管型样物体,边缘呈锯齿样凸起,凸起间隔距离规律似木梳,极少数还可见到未衍变完全的细胞及上皮,免疫荧光染色后,形态清晰。多见于尿路感染或肾受到刺激时,有时也可在肾小球肾炎患者的尿液沉渣中发现。

(九)易被认为管型的物质

1.黏液丝

形为长线条状,边缘不清,末端尖细卷曲。正常尿液中可见,尤其在女性尿液中可大量存在,如大量存在时表示尿道受刺激或有炎症。

2.类圆柱体

外形似透明管型,尾端尖细,有一条尖细螺旋状尾巴。可能是肾小管分泌的物质,其凝固性发生改变,而未能形成形态完整的管型。常和透明管型同时存在,多见于肾血循环障碍或肾受到刺激时,偶见于急性肾炎患者。

3.假管型

黏液状纤维状物黏附于非晶形尿酸盐或磷酸盐圆柱形物体上,形态似颗粒管型,但两端不圆、粗细不均、边缘不整齐,若加热或加酸可立即消失。

三、尿结晶检查

尿液中出现结晶称为晶体尿。尿液中是否析出结晶,取决于这些物质在尿液中的溶解度、浓度、pH、温度及胶体状况等因素。当促进与抑制结晶析出的因子和使尿液过饱和状态维持稳定动态平衡的因素失衡时,则可见结晶析出。尿结晶可分成代谢性的盐类结晶,多来自饮食,一般无临床意义。但要经常出现在尿液中伴有较多的新鲜红细胞,应考虑有结石的可能。另一种为病理性的结晶如亮氨酸、酪氨酸、胱氨酸、胆红素和药物结晶等,具有一定的临床意义。

(一)酸性尿液的结晶

1.尿酸结晶

尿酸为机体核蛋白中嘌呤代谢的终末产物,常以尿酸、尿酸钙、尿酸铵、尿酸钠的盐类形式随尿液排出体外。其形态在光学显微镜下可呈黄色或暗棕红色的菱形、三棱形、长方形、斜方形、蔷薇花瓣形的结晶体,可溶于氢氧化钠溶液。正常情况下如多食含高嘌呤的动物内脏可使尿液中尿酸增加。在急性痛风症、儿童急性发热、慢性间质性肾炎、白血病时,因细胞核大量分解,也可排出大量尿酸盐。如伴有红细胞出现时,提示有膀胱或肾结石的可能,或肾小管对尿酸的重吸收发生障碍等。

2.草酸钙结晶

草酸是植物性食物中的有害成分,正常情况下与钙结合,形成草酸钙经尿液排出体外。其形态为哑铃形、无色方形、闪烁发光的八面体,有两条对角线互相交叉等。可溶于盐酸但不溶于乙酸,属正常代谢成分,若患者草酸盐排出增多,有尿路刺激症状或有肾绞痛合并血尿,应考虑尿路结石症的可能性。

3.硫酸钙结晶

形状为无色针状或晶体状结晶,呈放射状排列,无临床意义。

4.马尿酸结晶

形状为无色针状、斜方柱状或三棱状,在尿沉渣中常有色泽。为人类和草食动物尿液中的正常成分,是由苯甲酸与甘氨酸结合而成,一般无临床意义。

5.亮氨酸和酪氨酸结晶

尿液中出现的亮氨酸和酪氨酸结晶为蛋白质分解产物,亮氨酸结晶为淡黄色小球形油滴状,折光性强,并有辐射及同心纹,溶于乙酸不溶于盐酸。酪氨酸结晶为略带黑色的细针状结晶,常成束成团,可溶于氢氧化铵而不溶于乙酸。正常尿液中很少出现这两种结晶;可见于急性磷、氯仿、四氯化碳中毒、急性重型肝炎、肝硬化、糖尿病性昏迷、白血病或上呼吸道感染患者。

6.胱氨酸结晶

无色的六角形片状结晶,折光性较强,系蛋白质分解产物。可溶于盐酸不溶于乙酸,迅速溶解于氨水中。在正常尿液中少见,在先天性氨基酸代谢异常患者中,如胱氨酸病,可大量出现,有形成结石的可能。

7.胆红素结晶

形态为黄红色成束的小针状或小片状结晶,可溶于氢氧化钠溶液,遇硝酸可显绿色，见于阻塞性黄疸、急性重型肝炎、肝硬化、肝癌、急性磷中毒等。有时在白细胞及上皮细胞内也可见到此种结晶。

8.胆固醇结晶

形状为无色缺角的方形薄片状结晶，大小不一，单个或叠层，浮于尿液表面，可溶于乙醚、氯仿及乙醇。见于乳糜尿、肾淀粉样变性、肾盂肾炎、膀胱炎、脓尿等。

(二)碱性尿液的结晶

1.磷酸盐类结晶

磷酸盐类结晶一部分来自食物，一部分来自含磷的有机化合物(磷蛋白类、核蛋白类)，在组织分解时产生，属正常代谢产物。包括无定形磷酸盐、磷酸镁铵、磷酸钙等。其无色透明，呈屋顶形或棱柱形，有时呈羊齿草叶形，可溶于乙酸。如长期在尿液中见到大量磷酸钙结晶，则应与临床资料结合考虑甲状旁腺功能亢进、肾小管性酸中毒，或因长期卧床骨质脱钙等。如患者长期出现磷酸盐结晶，应考虑有磷酸盐结石的可能。有些草酸钙与磷酸钙的混合结石，与碱性尿易析出磷酸盐结晶及尿中黏蛋白变化有关。感染引起的结石，尿液中常出现磷酸镁铵结晶。

2.碳酸钙结晶

为无色哑铃状或小针状结晶，也可呈无晶形颗粒状沉淀。正常尿液中少见，可溶于乙酸并产生气泡，无临床意义。

3.尿酸铵结晶

黄褐色不透明，常呈刺球形或树根形，是尿酸和游离胺结合的产物，又称重尿酸铵结晶。见于腐败分解的尿液中，无临床意义。若在新鲜尿液中出现此种结晶，表示膀胱有细菌感染。

4.尿酸钙结晶

形状为球形，周围附有突起或呈菱形。可溶于乙酸及盐酸，多见于新生儿尿液或碱性尿液中，无临床意义。

(三)药物结晶

随着化学治疗的发展，尿液中可见的药物结晶日益增多。

1.放射造影剂

使用放射造影剂患者如合并静脉损伤时，可在尿中发现束状、球状、多形性结晶。可溶于氢氧化钠，不溶于乙醚、氯仿。尿比重可明显升高(>1.050)。

2.磺胺类药物结晶

磺胺类药物的溶解度小，在体内乙酰化率较高，服用后可在泌尿道内以结晶形式排出。如新鲜尿液出现大量结晶体伴有红细胞时，有发生泌尿道结石和尿闭的可能。应及时停药予以积极处理。在出现结晶体的同时除伴有红细胞外还可见管型，表示有肾损害，应立即停药，大量饮水，服用碱性药物使尿液碱化。现仅将2000年版《中华人民共和国药典》记载的、卫生健康委员会允许使用的几种磺胺药物的结晶形态介绍如下。

(1)磺胺嘧啶：其结晶形状为棕黄色不对称的麦秆束状或球状，内部结构呈紧密辐射状，可溶于丙酮。

(2)磺胺甲基异噁唑：形状为长方形的六面体结晶，无色透明，似厚玻璃块，边缘有折光阴影，散在或集束成"+""X"形排列，可溶于丙酮。

(3)磺胺多辛：因在体内乙酰化率较低，不易在酸性尿液中析出结晶。

3.解热镇痛药

退热药如阿司匹林、磺基水杨酸也可在尿中出现双折射性斜方形或放射状结晶。由于新药日益增多，也有一些药物可能在尿中出现结晶如诺氟沙星等，应识别其性质及来源。

四、其他有机沉淀物

(一)寄生虫

尿液检查可发现丝虫微丝蚴、血吸虫卵、刚地弓形虫滋养体、溶组织阿米巴滋养体、并殖吸虫幼虫、蛔虫(成虫、幼虫)、棘颚口线虫、幼虫、蛲虫(成虫、幼虫)、肾膨结线虫(卵、成虫)、裂头蚴、棘头蚴、蝇类幼虫及螨。常在女性尿液中见到阴道毛滴虫，有时男性尿液中也可见到。

(二)细菌

在新鲜尿液中发现大量细菌，表示泌尿道有感染。在陈旧性尿液中出现细菌或真菌时，应考虑容器不洁及尿排出时间过久又未加防腐剂，细菌大量繁殖所致，无临床意义。

(三)脂肪细胞

尿液中混有脂肪小滴时称为脂肪尿，脂肪小滴在显微镜下可呈大小不一、圆形小油滴，用苏丹Ⅲ染成橙红色者为脂肪细胞。用瑞特-吉姆萨染色脂肪不着色呈空泡样。脂肪细胞出现常见于糖尿病高脂血症、类脂性肾病综合征、脂蛋白肾病、肾盂肾炎、腹内结核、肿瘤、棘球蚴病、疟疾、长骨骨折的骨髓脂肪栓塞及先天性淋巴管畸形等。

五、尿沉渣计数

尿沉渣计数是指尿液中有机有形沉淀物计数，计算在一定时间内尿液各种有机有形成分的数量，借以了解肾损伤情况。正常人尿液也含有少数的透明管型、红细胞及白细胞等有形成分。当存在肾脏疾病时，其数量可有不同程度的增加，增加的幅度与肾损伤程度相关，因此，通过定量计数尿液中有机的有形成分，可为肾疾病的诊断提供依据。

（一）12小时尿沉渣计数（Addis计数）

Addis计数是测定夜间12小时浓缩尿液中的红细胞、白细胞及管型的数量。为防止沉淀物的变性需加入一定量的防腐剂，患者在晚8时排尿并弃去，取随后12小时内全部尿液，特别是至次晨8时，必须将尿液全部排空。

1.参考值

红细胞：每12小时<50万；白细胞及肾上皮细胞：每12小时<100万；透明管型：每12小时<5000。

2.临床意义

（1）肾炎患者可轻度增加或显著增加。

（2）肾盂肾炎患者尿液中的白细胞显著增高，尿路感染和前列腺炎等患者尿液中的白细胞也明显增高。

（二）1小时细胞排泄率检查

准确留取3小时的全部尿液，将沉渣中红细胞、白细胞分别计数，再换算成1小时的排泄率。检查时患者可照常生活，不限制饮食，但不给予利尿药及过量饮水。

1.参考值

男性：红细胞每小时<3万，白细胞每小时<7万；女性：红细胞每小时<4万，白细胞每小时<14万。

2.临床意义

（1）肾炎患者红细胞排泄率明显增高。

（2）肾盂肾炎患者白细胞排泄率增高，每小时可达40万。

第三章 粪便检查

第一节 粪便标本的采集与处理

一、粪便采集

(一)常规检验

采集粪便标本的方法因检查目的不同而有差别,如常规检验留取新鲜指头大小(约5 g)即可,放入干燥、清洁、无吸水性的有盖容器内送检。不应采取尿壶、便盆中的粪便标本,因标本中混入尿液和消毒剂等,可破坏粪便的有形成分,混入植物、泥土、污水等,因腐生性原虫、真菌孢子、植物种子、花粉等易干扰检验结果。粪便标本检验时,应选择其中脓血黏液等病理成分,若无病理成分,可多部位取材。采集标本后,应在1小时内完成检查,否则可因pH值及消化酶等影响,使粪便中细胞成分破坏分解。

(二)寄生虫检验

粪便必须新鲜,送检时间一般不宜>24小时。如检查肠内原虫滋养体,应于排便后迅速送检,立即检查,冬季需采取保温(35~37 ℃)措施。血吸虫毛蚴孵化应留取新鲜粪便,不少于30 g。检查虫卵需用透明胶带,在清晨排便前由肛门四周取标本,也可用棉签拭取,但均需立即镜检。检查寄生虫体及虫卵计数,需用洁净、干燥的容器,并防止污染;粪便不可混入尿液及其他体液等,以免影响检查结果。

(三)化学检验

采用化学法做隐血试验应嘱患者于收集标本前3天应禁食动物性和含过氧化物酶类食物(如萝卜、西红柿、韭菜、木耳、花菜、黄瓜、苹果、柑橘和香蕉等),并禁服铁剂和维生素C等,以免出现假阳性反应;连续检查3天,并选取外表及内层粪便;收集标本后需迅速送检,以免因长时间放置使隐血反应的敏感性降低。粪胆原定量检查应收集3天粪便,混合称量,从其中取出约20 g送检;查胆汁成分的粪便标本不应在室温中长时间放置，以免阳性率降低。

（四）细菌检验

粪便标本应收集于灭菌有盖容器内，勿混入消毒剂及其他化学药品，并立即送检。

二、粪便处理

（一）粪标本

应按生物危害物处理，遵照各级医院规定的医疗废弃物处理方法进行处理。

（二）纸类或塑料等容器

使用后置入医疗废弃物袋中，统一处理。

（三）瓷器、玻璃等器皿

使用后可先浸入消毒液（如0.5%过氧乙酸、5%甲酚皂液等）浸泡消毒12～24小时后再处理。

第二节　粪便理学检验

粪便理学检验包括颜色、性状、粪便隐血试验。

一、颜色

可根据观察所见进行报告，如黄色、灰白色、绿色、红色和柏油样等。正常粪便因粪胆素而呈棕黄色，但可因饮食、药物或疾病影响而改变粪便颜色。灰白色见于钡餐后、服用硅酸铝、阻塞性黄疸、胆汁减少或缺乏。绿色见于食用含叶绿素的蔬菜后及含胆绿素时。红色见于下消化道出血、食用西红柿及西瓜等。柏油样便见于上消化道出血等。酱色便常见于阿米巴痢疾、食用大量咖啡和巧克力等。

二、性状

可报告为软、硬、糊状、泡沫样、稀汁样、血水样、血样、黏液血样、黏液脓样、米泄水样和有不消化食物等。

正常时为有形软便。球形硬便可见于便秘。黏液稀便可见于肠壁受刺激或发炎时，如肠炎、痢疾和急性血吸虫病等。黏液脓性血便多见于细菌痢疾。酱色黏液（可带脓）便多见于阿米巴痢疾。稀汁样便可见于急性肠胃炎，大量时见于假膜性肠炎及隐孢子虫感染等。米泄水样便并有大量肠黏膜脱落，见于霍乱、副霍乱等。扁平带状便可能因直肠或肛门狭窄所致，如直肠癌和直肠息肉等。

第三节 粪便隐血试验

上消化道有少量出血时，红细胞被消化而分解破坏，由于显微镜下不能发现，故称为隐血。目前，粪便隐血试验（OB）常用化学法或免疫法检测粪便中的血红蛋白，也可联合检测粪便中的转铁蛋白。其中，免疫法粪便隐血试验是一种高灵敏度的检测方法，包括胶乳凝集法、ELISA法、胶体金法和免疫层析法等。此外，还有半自动、全自动的粪便隐血试验仪器。

一、化学法

（一）原理

血红蛋白中的亚铁血红素有类似过氧化物酶的活性，能催化过氧化氢作为电子受体使色原（如邻联甲苯胺）氧化而显色（如邻联甲苯胺氧化成邻甲偶氮苯而显蓝色）。

（二）试剂

（1）10 g/L邻联甲苯胺冰醋酸溶液。

（2）3%过氧化氢溶液。

（三）操作

（1）用小木棍挑取少量粪便，涂在消毒棉签或白瓷板上。

（2）滴加10 g/L邻联甲苯胺冰醋酸溶液2～3滴于粪便上。

（3）滴加3%过氧化氢液2～3滴。

（4）立即观察结果，在2分钟内显蓝色为阳性。

（四）结果判定

1. 阴性

加入试剂2分钟后仍不显色。

2. 阳性+

加入试剂10秒后，由浅蓝色渐变为蓝色。

3. 阳性2+

加入试剂后初显浅蓝褐色，逐渐呈明显蓝褐色。

4. 阳性3+

加入试剂后立即呈现蓝褐色。

5. 阳性4+

加入试剂后立即呈现蓝黑褐色。

(五)注意事项

(1)3%过氧化氢溶液易变质失效,需进行阳性对照试验,将过氧化氢滴在血涂片上,应产生大量泡沫。

(2)齿龈出血、鼻出血、月经血等可导致阳性反应。

(3)用具应加热处理(如试管、玻片、滴管等),以破坏污染的过氧化物酶。

(4)也可选用中等敏感(0.3~1 mg Hb/g)的愈创木酯法,但必须选购质量优良的愈创木酯,配制成20 g/L愈创木酯乙醇溶液,代替10 g/L邻联甲苯胺冰醋酸溶液,操作同上。

二、免疫法

(一)原理

采用抗人血红蛋白的单克隆抗体或多克隆抗体,与粪便样品中的人血红蛋白特异性结合以检测粪便中有无血液。本试验不受动物血红蛋白的干扰,试验前无须禁食肉类。

(二)操作

根据不同试剂盒的说明书进行操作。

(三)注意事项

1. 敏感性和特异性

(1)敏感性:样品中血红蛋白浓度达到10~14 mg Hb/L或0.2 mg Hb/g,即可得到阳性结果。

(2)特异性:免疫法对人血红蛋白特异性很强,样品中鸡、牛、马、猪、羊等动物血液血红蛋白含量<500 mg/L时,不出现假阳性结果

2. 试验局限性

(1)本法可以帮助医生早期发现胃肠道因病变的出血,然而,由于家族性息肉或直肠癌可能不出血,或间断性出血,或出血在粪便中分布不均匀,或粪便处理不当(高温、潮湿、放置过久等)都可造成阴性结果。

(2)本法对正常人检验有时也会得到阳性结果,这是由于某种刺激胃肠道的药物也可造成粪便隐血。

(3)本法只能作为筛查或辅助诊断,不能替代胃镜、直肠镜、内镜和X线检查。

(4)上消化道出血者本法阳性率低于化学法。

(四)临床意义

(1)消化道出血时(如溃疡病、恶性肿瘤、肠结核、上呼吸道感染、钩虫病等)本试验可呈阳性。一般而言,上消化道出血使用化学法比免疫法阳性率高;下消化道出血使用免疫法比化学法灵敏度高。

(2)对于消化道恶性肿瘤患者,一般粪便隐血可持续呈阳性,对于溃疡病患者可间断性呈阳性。本法对于消化道恶性肿瘤的早期检出率为30%～40%,进展期为60%～70%,如果连续检查2天,阳性率可提高10%～15%。

第四节　粪便有形成分检验

一、直接涂片镜检

(一)操作

(1)洁净玻片上加等渗盐溶液1～2滴,选择粪便的不正常部分,或挑取不同部位的粪便做直接涂片检查。

(2)制成涂片后,应覆以盖玻片。涂片的厚度以能透过印刷物字迹为度。

(3)在涂片中如发现疑似包囊,则在该涂片上于盖玻片边缘近处加1滴碘液或其他染色液,在高倍镜下仔细鉴别,如仍不能确定时,可另取粪便做寄生虫检查。

(4)粪便脂肪由结合脂肪酸、游离脂肪酸和中性脂肪组成,经苏丹Ⅲ染液(将1～2 g苏丹Ⅲ溶于100 mL 70%乙醇溶液)直接染色后镜检,脂肪呈较大的橘红色或红色球状颗粒,或呈小的橘红色颗粒。若显微镜下脂肪滴>60个/HP表明为脂肪泻。

(二)注意事项

1.应注意将植物纤维及其细胞与寄生虫、人体细胞相鉴别,并应注意有无肌纤维、结缔组织、弹力纤维、淀粉颗粒、脂肪小滴等。若大量出现,则提示消化不良或膜腺外分泌功能不全。

2.细胞中应该注意红细胞、白细胞、嗜酸性粒细胞(涂片干后直接用瑞特染色)、上皮细胞和巨细胞等。

(三)临床意义

1.白细胞

正常粪便中不见或偶见。小肠炎症时,白细胞数量不多(<15个/HP),均匀混合于粪便中,且细胞已被部分消化难以辨认。结肠炎症如细菌性痢疾时,白细胞大量出

现,可见白细胞呈灰白色,胞质中充满细小颗粒,核不清楚,呈分叶状,胞体肿大,边缘已不完整或已破碎,可见成堆出现的细胞。若滴加冰醋酸,胞质和核清晰可见。过敏性肠炎、肠道寄生虫病(阿米巴痢疾或钩虫病)时还可见较多的嗜酸性粒细胞,同时常伴有Charcot-Leyden结晶。

2.红细胞

正常粪便中无红细胞。上消化道出血时,红细胞多因胃液及肠液而被破坏,可通过隐血试验予以证实。下消化道炎症(如细菌性痢疾、阿米巴痢疾、溃疡性结肠炎)、外伤、肿瘤及其他出血性疾病时可见不同含量的红细胞。在阿米巴痢疾的粪便中以红细胞为主,成堆存在,并有破碎现象。在细菌性痢疾时红细胞少于白细胞,常分散存在,形态多正常。

3.巨细胞

正常粪便中无巨细胞。胞体较中性粒细胞大,核形态多不规则,胞质常有伪足状突起,胞内常含有颗粒或细胞碎片等异物。粪便中出现则提示为急性细菌性痢疾,也可见于急性出血性肠炎或偶见于溃疡性结肠炎。

4.肠黏膜上皮细胞

整个小肠和大肠黏膜的上皮细胞均为柱状上皮细胞。在生理情况下,少量脱落的上皮细胞大多被破坏,故正常粪便中不易发现。当肠道发生炎症,如霍乱、副霍乱、坏死性肠炎等,上皮细胞增多。假膜性肠炎患者粪便的黏膜块中可见到数量较多的肠黏膜柱状上皮细胞,多与白细胞共同存在。

5.肿瘤细胞

乙状结肠癌、直肠癌患者的血性粪便的涂片染色,可见到成堆的癌细胞,但形态多不太典型,判断较难。

6.Charcot-Leyden结晶

为无色或浅黄色两端尖而透明具有折光性的菱形结晶,大小不一。常见于肠道溃疡,尤以阿米巴感染的粪便中最易检出。过敏性腹泻及钩虫病患者的粪便也常见。

7.细菌

占粪便净重的1/3,小肠正常菌群以乳酸杆菌、肠球菌和类白喉杆菌等为主,大肠正常菌群以厌氧菌为主,包括拟杆菌属、双歧杆菌、梭状芽孢杆菌、乳酸杆菌、厌氧链球菌等。正常菌群消失或比例失调可因大量应用抗生素所致,除涂片染色检查细菌外,应采用不同培养基进行培养鉴定。

二、寄生虫检查

粪便检查是诊断寄生虫病常用的病原学检测方法。

第四章　脑脊液检验

第一节　脑脊液标本的采集与处理

(1)脑脊液主要由临床医师采集,一般行腰椎穿刺,必要时从小脑延髓池或侧脑室穿刺采集。将脑脊液分别收集至3个无菌试管中,每管1～2 mL,第1管做化学或免疫学检查,第2管做病原微生物学检查,第3管做理学和显微镜检查。

(2)标本采集后无特殊处理要求,应立即送检,不超过1小时。久置可致细胞破坏,影响细胞计数及分类检查,葡萄糖分解使其含量降低,以及病原菌被破坏或溶解。病原微生物检验标本需室温条件下运送,以免冷藏致某些微生物死亡。

(3)细胞计数管应避免标本凝固,遇高蛋白标本时,可用EDTA盐抗凝。

第二节　脑脊液理学检验

脑脊液理学检验包括脑脊液颜色、透明度、凝固性、比重。

一、颜色

(一)结果判定

正常为无色透明,病理情况下可有不同改变。

(二)临床意义

中枢神经系统发生感染、出血、肿瘤等,脑脊液中出现过多的白细胞、红细胞和其他色素,颜色会发生异常改变。

1.红色

多见于穿刺损伤出血、蛛网膜下隙出血或脑室出血等。如标本为血性,为区别病理性出血或穿刺损伤,应注意以下几点。

(1)将血性脑脊液离心沉淀(1500 r/min),如上层液体呈黄色,隐血试验呈阳性,多为病理性出血,且出血时间已>4小时,约90%患者为12小时内发生出血;如上层液体澄清无色,红细胞均沉管底,多为穿刺损伤或因病变所致新鲜出血。

(2)显微镜下红细胞皱缩,不仅见于陈旧性出血,在穿刺损伤引起出血时也可见到。因脑脊液渗透压较血浆高所致。

2.黄色

除陈旧性出血外,脑脊髓肿瘤所致脑脊液滞留时,也可呈黄色;黄疸患者(血清胆红素171~257 μmol/L)脑脊液也可呈黄色,但前者呈黄色透明胶冻状;橘黄色见于血液降解和进食大量胡萝卜素时。

3.米汤样

为白细胞增多,可见于各种化脓性细菌引起的脑膜炎。

4.绿色

可见于铜绿假单胞菌、肺炎链球菌、化脓性链球菌引起的脑膜炎。

5.褐色或黑色

黑色可见于侵犯脑膜的中枢神经系统黑色素瘤;褐色可见于脑出血的康复期。

二、透明度

(一)结果判定

正常为清澈透明;病理情况下可有不同程度的混浊。

(二)临床意义

脑脊液中细胞数>300×10^6/L或含大量细菌、真菌时呈不同程度混浊。结核性脑膜炎时呈毛玻璃样混浊;化脓性脑膜炎时呈脓性混浊;正常脑脊液可因穿刺过程中带入红细胞而呈轻度混浊。

三、凝固性

(一)结果判定

静置24小时不形成薄膜、凝块或沉淀。

(二)临床意义

脑脊液中蛋白质(特别是纤维蛋白原)含量>10 g/L时可出现薄膜、凝块或沉淀,如化脓性脑膜炎在1~2小时内即可出现肉眼可见的凝块;结核性脑膜炎在12~24小时内形成薄膜或纤细凝块;神经梅毒可出现小絮状凝块;蛛网膜下隙阻塞可呈黄色胶冻状。脑脊液同时存在胶样凝固、黄变症和蛋白质-细胞分离(蛋白质明显升高,细胞正常或轻度增多)、隐血试验呈阴性,称为Fromn综合征,是蛛网膜下隙阻塞的脑脊液特点。

四、比重

(一)原理

采用折射仪法。

(二)操作

(1)使用手持折射仪时,用左手指握住橡胶套,右手调节目镜,防止体温传入仪器,影响测量精度。

(2)打开进光板,用柔软绒布将折光棱镜擦拭干净。

(3)将蒸馏水数滴,滴在折光棱镜上,轻轻合上进光板,使溶液均匀分布于棱镜表面,并将仪器进光板对准光源或明亮处,眼睛通过接目镜观察视场,如果视场明暗分界不清楚,则旋转接目镜使视场清晰,再旋转校零螺钉,使明暗分界线置于零位。然后擦净蒸馏水,换上待测脑脊液,此时视场所处相应分划刻度值则为比重。

(三)参考区间

腰椎穿刺:1.006~1.008;脑室穿刺:1.002~1.004;小脑延髓池穿刺:1.004~1.008。

(四)临床意义

比重增高常见于各种颅内炎症、肿瘤、出血性脑病、尿毒症和糖尿病;比重降低见于脑脊液分泌增多。

第三节　脑脊液化学检验

一、蛋白质定性试验

(一)原理

脑脊液中球蛋白与苯酚结合,可形成不溶性蛋白盐而下沉,产生白色混浊或沉淀,即潘氏试验阳性。

(二)试剂

5%酚溶液:取纯酚25 mL,加蒸馏水至500 mL,用力振摇,置于37 ℃恒温箱内1~2天,待完全溶解后,置于棕色瓶内室温保存。

(三)操作

取试剂2~3 mL,置于小试管内,用毛细滴管滴入脑脊液1~2滴,衬以黑背景,立即观察结果。

(四)结果判定

阴性:清晰透明,不显雾状。

极弱阳性(±):微呈白雾状,在黑色背景下,才能看到。

阳性:(+)为灰白色云雾状;(2+)为白色混浊;(3+)为白色脓絮状沉淀;(4+)为白色凝块。

(五)临床意义

正常时多为阴性。有脑组织和脑膜感染性疾病(如化脓性脑膜炎、结核性脑膜炎、中枢神经系统梅毒、脊髓灰质炎和流行性脑炎等)、蛛网膜下隙出血及蛛网膜下隙阻塞等常呈阳性反应。脑出血时多呈强阳性反应,如外伤性血液混入脑脊液中,也可呈阳性反应。

二、蛋白质定量检测

(一)原理

磺基水杨酸为生物碱试剂,能沉淀蛋白质,对白蛋白的沉淀能力比球蛋白强,加适量硫酸钠后,沉淀清蛋白、球蛋白的能力大致相同,再与标准蛋白比较进行定量检测,即磺基水杨酸-硫酸钠比浊法。

(二)试剂

磺基水杨酸-硫酸钠(SS-S)试剂:取磺基水杨酸3.0 g和无水硫酸钠7.0 g,加蒸馏水至100 mL。过滤后,储存于棕色瓶中,如显色或混浊则不可用。

(三)操作

1.制备标准曲线

含蛋白质200 mg/L、400 mg/L、800 mg/L、1200 mg/L、1600 mg/L的稀释混合人血清蛋白标准系列各0.5 mL,加SS-S试剂4.5 mL,充分混匀7~15分钟后,用420 nm波长比浊,以吸光度为纵坐标,蛋白质为横坐标,绘制标准曲线。

2.样品检测

取待测脑脊液标本各0.5 mL于两个试管中,其中一个试管加入SS-S试剂4.5 mL;另一个试管加入154 mmol/L的NaCl溶液4.5mL作为空白管。在与制作标准曲线相同的条件下比色,所测吸光度可从标准曲线上计算出蛋白质浓度。

(四)参考区间

腰椎穿刺:0.2~0.4 g/L;脑室穿刺:0.05~0.15 g/L;小脑延髓池穿刺:0.10~0.25 g/L(磺基水杨酸-硫酸钠比浊法)。

(五)临床意义

1.中枢神经系统炎症

脑部感染时,脑膜和脉络丛毛细血管通透性增加,首先是白蛋白升高,随后是球蛋白和纤维蛋白升高。

2.神经根病变

如梗阻性脑积水、吉兰-巴雷综合征,多数患者出现蛋白质升高,而细胞数正常或接近正常,即蛋白-细胞分离现象。

3.椎管内梗阻

脑与蛛网膜下隙互不相通,血浆蛋白由脊髓静脉渗出时,脑脊液蛋白质含量显著升高,有时高达30~50 g/L,如脊髓肿瘤、转移癌、粘连性蛛网膜炎等。

4.其他

早产儿脑脊液蛋白含量可达2 g/L,新生儿为0.8~1.0 g/L,出生2个月后逐渐降至正常水平。

(六)注意事项

(1)脑脊液如呈混浊外观,应先离心取上清液进行检查。如蛋白质浓度过高,应先用生理盐水稀释后再检测。

(2)加入SS-S试剂的方法、速度、室温和比浊前标本放置时间都会影响实验结果,故操作时应注意控制操作方法和比浊时间与标准曲线制作方法保持一致。应随气温改变,勤作标准曲线。

三、葡萄糖检测

(一)原理

采用己糖激酶法,同血清葡萄糖检测。

(二)参考区间

腰椎穿刺:2.5~4.4 mmol/L;脑室穿刺:3.0~4.4 mmol/L;小脑延髓池穿刺:2.8~4.2 mmol/L(己糖激酶法)。

(三)临床意义

正常脑脊液内葡萄糖含量仅为血糖的50%~80%,早产儿及新生儿因血脑屏障通透性增强,葡萄糖含量比成人高,一般认为无病理意义。葡萄糖升高见于脑出血、影响到脑干的急性外伤、中毒及糖尿病等;降低见于急性化脓性脑膜炎、结核性脑膜炎、真菌性脑膜炎、脑肿瘤、神经性梅毒和低血糖等。

四、氯化物测定

(一)原理

采用电极分析法,同血清氯化物测定。

(二)参考区间

成人:120 ~ 130 mmol/L;儿童:111 ~ 123 mmol/L(电极分析法)。

(三)临床意义

1.氯化物升高

见于脱水、尿毒症、心力衰竭及浆液性脑膜炎等。

2.氯化物降低

主要见于呕吐、细菌性脑膜炎、真菌性脑膜炎、结核性脑膜炎、病毒性脑膜炎、肾上腺皮质功能减退、肾病变、脊髓灰质炎及脑肿瘤等。

五、酶类测定

(一)原理

采用速率法,同血清相关酶类测定。

(二)参考区间

乳酸脱氢酶(LDH)<40 U/L、天冬氨酸氨基转移酶(AST)<20 U/L、丙氨酸氨基转移酶(ALT)<15 U/L、肌酸激酶(CK)0.5 ~ 2 U/L、腺苷脱氨酶(ADA)<8 U/L(速率法)。

(三)临床意义

LDH活性增强见于脑组织坏死、出血等。ALT、AST活性增强见于脑梗死、脑萎缩及急性颅脑损伤等。CK活性增强见于化脓性脑膜炎、结核性脑膜炎及多发性硬化等。ADA活性增强见于化脓性脑膜炎、脑出血及吉兰-巴雷综合征等。

六、免疫球蛋白测定

(一)原理

采用免疫比浊法,同血清免疫球蛋白测定。

(二)参考区间

IgG 10～40 mg/L，IgA<6 mg/L，IgM<0.22 mg/L和IgE极少量(免疫比浊法)。

(三)临床意义

IgG升高见于神经梅毒、化脓性脑膜炎、结核性脑膜炎及病毒性脑膜炎等；IgA升高见于化脓性脑膜炎、结核性脑膜炎及病毒性脑膜炎等；IgM升高见于化脓性脑膜炎、病毒性脑膜炎、肿瘤及多发性硬化等；IgE升高见于脑寄生虫病等。

七、蛋白质电泳

(一)原理

常用醋酸纤维素薄膜电泳法和琼脂糖凝胶电泳法，同血清蛋白质电泳测定。

(二)参考区间

前清蛋白3%～6%，白蛋白50%～70%，α-球蛋白4%～6%，α_2-球蛋白4%～9%，β-球蛋白7%～13%和γ-球蛋白7%～8%(琼脂糖凝胶电泳法)。

(三)临床意义

前清蛋白升高见于舞蹈症、帕金森病及脑积水等，降低见于中枢神经系统炎症；白蛋白升高见于脑血管病变，降低见于脑外伤急性期；α-球蛋白升高见于脑膜炎、脑肿瘤等；β-球蛋白升高见于退行性病变、外伤后偏瘫等；球蛋白升高见于脑胶质瘤、多发性硬化等。

第四节　脑脊液有形成分分析

一、操作

(一)红细胞计数

1.澄清标本

可混匀脑脊液后用滴管直接滴入血细胞计数池，静置1分钟，在高倍镜下，计数5个大方格内红细胞数，乘以2即为每微升红细胞数。如用升表示，则再乘以10。

2.混浊或血性标本

可用微量吸管吸取混匀的脑脊液20 μL，加入含红细胞稀释液0.38 mL的小试管内，混匀后滴入血细胞计数池内，静置2～3分钟，在高倍镜下，计算中央大方格内四角和正中5个中方格内红细胞数，乘以1000即为每升脑脊液的细胞总数。对于压线细胞,依据“数上不数下、数左不数右”的原则。

(二)白细胞计数

1.非血性标本

小试管内加入冰醋酸1~2滴,转动试管,使内壁沾有冰醋酸后倾去,然后滴加混匀脑脊液3~4滴,数分钟后,混匀充入计数池,按血液白细胞计数法进行计数。

2.混浊或血性标本

将混匀脑脊液用1%冰醋酸溶液按血液白细胞计数法稀释后进行计数。为剔除因出血而产生的白细胞数,用下式公式进行校正。

脑脊液白细胞校正数=脑脊液白细胞计数值−出血增加的白细胞数

出血增加的白细胞数=外周血白细胞数×脑脊液红细胞数/外周血红细胞数

(三)细胞分类

1.直接分类法

白细胞计数后,将低倍镜换为高倍镜,直接在高倍镜下根据细胞核形态分别计数单个核细胞(包括淋巴细胞、单核细胞)和多个核细胞,应数100个白细胞,并以百分率表示。若白细胞少于100个,应直接写出单个核、多个核细胞的具体数字。

2.染色分类法

如直接分类法不易区分细胞或临床需细胞分类结果时,可将脑脊液离心沉淀,取沉淀物2滴,加正常血清1滴,推片制成均匀薄膜,置室温或37 ℃恒温箱内干燥,干燥后行瑞特染色后用高倍镜或油镜分类。如见有不能分类的细胞,应请有经验的技术人员复核,并另行描述报告,如脑膜白血病或肿瘤细胞。最好取0.5 mL脑脊液用玻片离心沉淀仪制片后染色分类,可最大限度地获取全部细胞,并保持细胞完整性,脑脊液中找到癌细胞是临床确诊脑膜癌的重要手段。

二、参考区间

(1)红细胞计数:0×10^6/L。

(2)白细胞计数:成人为$(0\sim8)\times10^6$/L;儿童为$(0\sim15)\times10^6$/L;新生儿为$(0\sim30)\times10^6$/L。

(3)细胞分类

淋巴细胞:成人为40%~80%,新生儿为5%~35%。单核细胞:成人为15%~45%,新生儿为50%~90%。中性粒细胞:成人<6%,新生儿<8%。

三、注意事项

(1)计数应在标本采集后1小时内完成。如放置过久,细胞会被破坏、沉淀或纤维蛋白凝集,导致计数不准确。

(2)细胞计数时,应注意区别新型隐球菌与白细胞。前者不溶于醋酸,加优质墨汁后着色荚膜不可见。

(3)使用计数板后应立即清洗,以免细胞或其他成分黏附在计数板上,影响后续使用。

四、临床意义

(1)中枢神经系统病变的脑脊液细胞数可增多,其增多程度及细胞种类与病变性质有关。

(2)中枢神经系统病毒感染、结核性或真菌性脑膜炎时,细胞数可中度增加,常以淋巴细胞为主,早期伴有中性粒细胞及单核细胞。

(3)细菌感染时,如化脓性脑膜炎,细胞数显著增加,早期以中性粒细胞为主。

(4)脑寄生虫病时,可见较多嗜酸性粒细胞。

(5)脑室或蛛网膜下隙出血时,脑脊液内可见较多的红细胞、红细胞吞细胞及含铁血黄素细胞。

(6)脑膜白血病和脑膜癌时,可见白血病细胞或癌细胞。

第五章　痰液检验

第一节　痰液标本的采集与处理

一、操作

（一）痰常规标本

嘱患者晨起用清水漱口，然后用力咳出1～2口痰液，盛于蜡纸盒或广口容器内。如查癌细胞，容器内应放10%甲醛溶液或95%乙醇溶液固定后送检。

（二）痰培养标本

清晨痰量多，含菌量大，嘱患者先用复方硼砂含漱液，再用清水漱口，除去口腔中细菌，深吸气后用力咳出1～2口痰液盛于灭菌培养皿或瓶中，及时送检。

（三）24小时痰标本

容器上贴好标签，注明起止时间，嘱患者将晨7时至次日晨7时的痰液全部留在容器中送检，不可将口液、唾液等混入。

二、注意事项

痰液标本收集法因检验目的不同而异，主要用自然咳痰法。采集容器需加盖，痰液勿污染容器外（用不吸水容器盛留）。

（1）痰液一般检查。应收集新鲜痰液，以清晨第一口痰为宜。患者起床后刷牙、漱口（用3%过氧化氢及清水口漱3次），用力咳出气管深处呼吸道分泌物，勿混入唾液、鼻咽分泌物和漱口水，及时送检。适用于常规检验、一般细菌检验、结核菌检查。

（2）细胞学检查。上午9～10点深咳痰液并及时送检（清晨第一口痰在呼吸道停留时间久，细胞可发生自溶破坏或变性而结构不清）。应尽量送含血痰液。

（3）浓缩法查找抗酸杆菌。应留24小时痰液（痰液量≥5 mL），细菌检验应避免口腔、鼻咽分泌物污染。

(4)幼儿痰液收集困难时,可用消毒棉拭子刺激喉部引起咳嗽反射,用棉拭子采取标本。

(5)对无痰或少痰患者可用经45 ℃加热的100 g/L氯化钠水溶液雾化吸入,促使痰液咳出;对于儿童可轻压胸骨柄上方,诱导咳痰;昏迷患者可清洁口腔后用负压吸引法吸取痰液。

(6)观察每日痰排出量和分层时,需将痰放入广口容器内,可加少量苯酚防腐。

(7)标本不能及时送检,可暂时冷藏保存,但不宜超过24小时。

(9)检验完毕后,标本及容器应按生物危害物处理。

第二节 痰液理学检验

痰液理学检验为检测痰液的量、颜色、气味、性状等理学指标,为呼吸系统疾病诊断及疗效判断提供依据。

一、结果判定

(一)量

以mL/24 h计,无痰或仅有少量泡沫样或黏液样痰。

(二)颜色

白色或灰白色。

(三)气味

无特殊气味。

(四)性状

呈泡沫状或稍黏稠。

(五)异物

无。

二、临床意义

(一)量

痰量增多见于慢性支气管炎、支气管扩张、肺脓肿、肺结核、脓胸和支气管破裂。

(二)颜色

黄色或黄绿色见于呼吸道化脓性感染;铁锈色见于大叶性肺炎;咖啡色见于阿米巴脓肿;绿色见于铜绿假单胞菌感染、肺肿瘤;红色见于急性心力衰竭、肺梗死、出血、肺结核或肺肿瘤等。

(三)性状

黏液性见于气管炎、哮喘、大叶性肺炎等;浆液性见于肺水肿;脓性见于肺脓肿、脓胸、支气管扩张等;黏液脓性见于慢性支气管炎、支气管扩张、肺结核等;浆液脓性见于肺脓肿、肺组织坏死等;血性见于肺结核、肺吸虫、支气管扩张等;支气管管型见于大叶性肺炎、慢性支气管炎、纤维性支气管炎;痰块见于慢性支气管炎、支气管扩张等。

第三节　痰液有形成分分析

一、试剂与器材

(1)革兰染液、瑞特-吉姆萨染液、HE染液和巴氏染液。

(2)显微镜、载玻片、盖玻片和培养皿。

二、操作

(一)直接涂片法

1.制备涂片

将痰液滴于载玻片上,加盖玻片。

2.显微镜观察

先低倍镜观察全片,再用高倍镜观察视野内白细胞、红细胞和上皮细胞等有形成分。

(二)涂片染色法

1.制备和固定涂片

常规制备痰液涂片,用固定液固定10分钟。

2.染色

根据不同目的做不同染色。

3.显微镜观察

先低倍镜观察全片,再用高倍镜观察各种有形成分及其形态变化。

三、结果判定

正常情况下,痰液中无红细胞,可见少量上皮细胞、白细胞和肺泡巨噬细胞,如找到其他有形成分应如实报告。

四、临床意义

(一)红细胞

在脓性、黏液性、血性痰中可见,且多已被破坏,形态不完整。

(二)白细胞

中性粒细胞增多见于炎症,且多已退化、变形。嗜酸性粒细胞增多见于支气管哮喘、过敏性支气管炎和肺吸虫病等。

(三)上皮细胞

鳞状上皮细胞见于急性喉炎;柱状上皮细胞见于支气管哮喘、急性支气管炎。

(四)弹力纤维

为均匀细长、弯曲、折光性强、轮廓清晰条状物,末端分叉,无色或微黄,加10 g/L伊红乙醇溶液1滴可呈红色,植物纤维不着色。见于肺脓肿和肺癌患者。

(五)Charcot-Leyden结晶

为菱形无色透明结晶,两端尖长,大小不等,折光性强,实质为破裂融合嗜酸性粒细胞颗粒。常与嗜酸性粒细胞、库什曼螺旋体并存。见于肺吸虫病和支气管哮喘等。

(六)肺泡吞细胞

肺泡吞细胞存在于肺泡间隔内,可通过肺泡壁进入肺泡,为大单核细胞或肺泡上皮细胞。吞咽尘粒和其他异物后形成尘细胞或载碳细胞,见于过量吸烟、烟尘环境中生活的患者;吞咽红细胞后称为含铁血黄素细胞或心力衰竭细胞,见于肺部长期淤血、心力衰竭、肺炎、肺气肿、肺栓塞、肺出血。

(七)肿瘤细胞

见于原发性或转移性肺癌。

(八)寄生虫和虫卵

可查到阿米巴滋养体、卡氏肺孢子虫、细粒棘球蚴和多房棘球蚴,当肺内寄生的棘球蚴囊壁破裂时,患者痰中可查见原头蚴和囊壁碎片。卫氏并殖吸虫卵,尤其是有脓血性痰的肺吸虫患者多能查见虫卵。

(九)细菌

取痰液涂片,干燥后行革兰染色,查找细菌、螺旋体、梭形杆菌和真菌等;用抗酸染色查找抗酸杆菌。出现真菌孢子见于严重免疫功能低下、广谱抗生素及肾上腺皮质激素的大剂量使用、严重糖尿病、继发感染的白血病和白细胞减少患者。

第六章　输血检验

第一节　供血者血液标本检查

供血者健康标准和医学检查必须以确保输血安全、可靠、高质量为出发点，以不损害供血者健康为基础，严格按照卫生健康委员会颁发的献血体检标准进行。

18～55岁的健康公民，符合献血条件，可自愿申请献血。献血时，要求填写“献血健康状况征询表”，对自身健康状况进行评估并签名存档。

一、血液样本采集

(1)采供血机构必须经省级以上卫生行政部门批准，设置并提供整齐洁净、温度适宜、空气清新、明亮舒适的采血环境，配备相应设备、仪器、试剂和卫生技术管理。

(2)由具备上岗资格的医生、护士和检验人员认真核对供血者身份后，严格按照国务院卫生行政部门制订的《献血者健康检查标准》免费给予健康体检，并留取相关资料和标本。

(3)供血者献血前日晚餐及献血当日早餐不食用油腻食物。

(4)采血前核对献血表单，献血者姓名无误后方可采血。

(5)献血前快速检测用血液样本一般采用一次性采血针或激光采血设备，按标准操作规程采集耳垂血或指尖血，并迅速完成献血前的血型鉴定、血色素(或血比重)、转氨酶、乙肝表面抗原等项目检测，结果合格后再采集血液。

(6)采血时利用血袋导管留取复检和配血标本，常规血液检测样本采集、留取要求如下：①当采血达到一定要求时，在献血结束时留取3～4 mL抗凝血；②应采用坚固、防水并带有旋盖的塑料标本试管存放血液样本，应及时粘贴献血编码标签；③采血结束后，在距血袋20 cm处用止血钳夹紧采血管，由专人封口并热合数段，分别用于血样本保存和临床输血前检查；④将供血者的试管血样本和采血导管及时送检验科。

二、血液样本处置

每次采集血液结束后，认真核对体检表、血液样标本管数和标签是否完整并填写记录，以2～8 ℃冷链保存、运输和移交检验科。

（1）样本接收人员核查血液样本标签是否与要求相符，并记录样本的来源和接收日期等，于4 ℃环境妥善存放。

（2）进行检测前将血液样本离心备用，依次进行各项检测。

（3）检查样本是否溶血、足量，不符合要求的血液样本需再留取采血导管。

（4）试验结束后，血液样本需在2～8 ℃保存7天，以备复检使用。血清样本需在-20 ℃环境中保存半年以上。

（5）检验科在标准操作规程指导下，利用不同人员、不同试剂对艾滋病毒抗体、梅毒抗体、丙型肝炎抗体、乙型肝炎表面抗原、转氨酶、血型正反定型等规定项目进行两遍检验，均合格后方可向临床发血。

第二节　受血者血液标本检查

一、检查项目

输血前免疫学检查（输血前检查）是输血科的主要工作。目的是通过检查为受血者选择输注后能在受血者体内有效存活的血液产品。要使受血者和供血者的血液在免疫血液学方面达到“相容”，输血前免疫学检查程序如下。

（1）认真审核输血申请单并做好受血者血液样本和病史的收集、核对、检查，主要包括确认受血者信息和血液样本。

（2）受血者、供血者ABO血型鉴定。

（3）受血者Rh血型鉴定。

（4）受血者红细胞抗体筛查和鉴定。

（5）使用受血者血液样本与供血者血液样本做交叉配血试验。

（6）有条件的实验室可进行白细胞抗体检查、血小板输血前检查和配血。

二、申请输血准备工作

(一)申请输血

申请输血时,医生需填写输血申请单,应一式两份,以使检验人员尽可能多地了解受血者的相关病史资料和需要输用的血液成分品种,并存档。输血申请单应包括以下内容。

(1)受血者姓名、年龄、性别、民族。

(2)科室、床号、临床诊断。

(3)既往输血史、妊娠史、用药史。

(4)申请输血品种和数量。

(5)受血者输血前血常规和传染病相关检查结果。

(6)医生签名。

这些受血者病史信息,有助于解决临床输血检查中出现的问题,也可协助分析输血不良反应和制订较安全的输血方案。

(二)阅读输血申请单内容

输血科工作人员应仔细阅读输血申请单内容。凡资料不全的输血申请单,特别是缺少输血史、已婚女性患者缺少妊娠史、无医生签名、不准确或填写潦草的输血申请单和血液标本,输血科(血库)不应接收,应退回科室让医生将相关内容补齐。

三、血液样本采集

(一)对受血者的要求

(1)受血者血液样本一般要求在输血前3天内采集,以代表受血者当前的免疫情况。

(2)对近期反复输血患者应尽量采集最新的血液样本进行检查,以避免输血导致记忆性弱抗体漏检。

(二)对血液样本的要求

(1)一般需采集血液样本2~3 mL。抗凝血或不抗凝血均可用作检查,但若是抗凝血,应注意排除纤维蛋白原和补体的干扰。如果患者使用肝素治疗,采集的血样本不凝集,应用鱼精蛋白进行处理;治疗中使用右旋糖酐、聚乙酰吡咯烷酮等药物的患者,血液样本应将红细胞洗涤后使用或在用药前采集。

(2)血液样本在采集前要反复核对输血申请单受血者姓名是否与实际受血者一致,确证无误后再进行采血。

（3）采集血液样本后立即在试管上贴好标有姓名、编号、采血日期的标签，并与被采血患者本人核对，采集后的血液标本应与输血申请单上的内容进行核对和确认。血液样本应在2～8 ℃冰箱内妥善存放，能代表受血者当前的免疫学情况，避免溶血和稀释。

（4）血液样本用于血型鉴定和配合性试验前，应对样本外观和标签上的所有内容再次核对，若有不符或疑问，需重新抽取血液样本。

（5）输血后血液样本在2～8 ℃冰箱内至少保存7天，不能马上丢弃，若受血者发生输血反应，可对留存的血液样本进行血型和交叉配血等试验的复查。

（6）尽量不从输液静脉采集血液样本，以免血清被稀释，如果患者正在输液，允许从输液管中抽血，但要用生理盐水冲洗管道并弃去最初抽出的5 mL血液后再采集。

第三节　红细胞血型抗体筛查和鉴定

根据《临床输血技术规范》的要求，对有输血史、妊娠史的受血者血液样本应常规进行红细胞抗体筛检试验，以及时发现具有临床意义的不规则抗体，避免误输不配合的血液。

一、临床准备工作

医生出具输血申请单或血型抗体申请单，写明患者姓名、性别、年龄、病案号、病区床号、诊断和输血史、妊娠史等情况。

二、血样采集与储存

（1）一般需采集静脉血样本3～5 mL，采集抗凝血或不抗凝血均可，最好是不抗凝血。

（2）血液样本一般要求在输血前3天内采集，反复输血患者应尽量采集最新的样本进行检查，有输血反应的患者，血样应在输血后和输血7天后各采集一次筛检更好。

（3）采血前确认受血者信息，采血后对试管进行标记，并再次核对被采血者姓名。

（4）血液样本应在试验前后妥善保存在2～8 ℃冰箱，至少保存7天，以便复检。

三、技术要点

（1）对有输血史、妊娠史的受血者，应常规进行红细胞抗体筛查试验。

(2)试验可在交叉配血试验之前或同时进行。

(3)对于试验中所用试剂,红细胞可采用O型筛选红细胞商品试剂,也可实验室自制,但每套试剂应尽可能多地包括以下常见抗原,如D、C、c、E、e、M、N、S、s、P、K、k、Fy等。

(4)试验方法应采用能检出完全抗体和不完全抗体的技术方法,以检出具有临床意义的抗体。应灵活运用盐水试验法、酶介质法、抗球蛋白法、凝聚胺法、柱凝集试验法等。

(5)抗体筛查阳性的血液样本应进行抗体特异性鉴定,或送血站(血液中心)进一步检查。

四、注意事项

(1)抗体筛查试验呈阳性时,应采用自身对照和试剂红细胞进行抗体鉴定,确定抗体特异性。

(2)如果患者携带的是低频抗原的抗体或抗体表现出剂量效应,可能出现假阴性结果。因此,对于可疑的试验结果,可考虑用多人份红细胞谱细胞或采用敏感性更高的试验技术进一步进行检测。

(3)当怀疑受检血液样本中含有两种以上的同种抗体时,可采用吸收放散试验。

(4)对患者血液样本进行相关的红细胞抗原鉴定,以协助判断筛查出相应的特异性抗体。

(5)阳性反应中,可能观察到对各个细胞反应强度不同的剂量效应。

第四节　血液样本的处置和记录

血液样本的交接和处置应严格按照操作规程要求执行,并坚持核查、记录制度,以确保准确和可追溯性。血液样本应在试验前后妥善保存在2～8 ℃冰箱,以便需要时复检。

一、分离血清(血浆)

(1)将装有血液样本的试管经2000～3000 r/min离心5分钟后,用滴管吸取血清或血浆至另一干燥试管中。

(2)新采集的不抗凝血液样本,可置于37%水浴中保温,使血液收缩,再经2000～

3000r/min离心5分钟，分离血清。

(3)将分离的血清用吸管吸取置于洁净的空试管内，立即做好标记，备用。

二、配制和保存红细胞悬液

(1)取被测血液适量，加入另一试管中，并向试管中加入8～10倍的生理盐水。用滴管吸取混匀后，2000 r/min离心5分钟，弃去上清液，即为压积红细胞。遇特殊情况或进行抗球蛋白试验时应将压积红细胞反复洗涤3遍。

(2)洗涤后的压积红细胞用生理盐水配成浓度为3%～5%的红细胞悬液备用。红细胞悬液的简便配制法如下：①取压积红细胞1滴加生理盐水2 mL，约配成2%的红细胞悬液；②若取压积红细胞1滴加入生理盐水1 mL，约为5%红细胞悬液。

三、试验中抗原抗体反应比例

在输血前的各种检查、检测中，确保抗原(红细胞)、抗体(血清)反应的比例很重要。

(1)在试管法试验中，一般2～3滴血清加入1滴红细胞悬液混匀。

(2)使用玻片法时，血清与红细胞的比例以1:1为宜。

(3)当怀疑血清中可能存在某种弱抗体时，可适当增加血清用量。

四、结果判定

(1)在输血前检查中，对凝集反应结果的判定很重要，原则是将反应结果进行离心后，先肉眼观察，再用显微镜观察。

(2)离心条件应严格，一般为1000 r/min离心1分钟或3400 r/min离心15秒，以免干扰试验结果。首先观察试管底部沉积的红细胞团，红细胞团外围呈花边状或锯齿状多为凝集，边缘整齐多为不凝集。如肉眼未观察到明显凝集，应坚持镜检观察。

(3)用试管法操作时，可根据凝集块大小及游离红细胞的含量判定凝集程度：①“4+”或“++++”表示存在一个大凝块，几乎没有游离红细胞；②“3+”或“+++”为有多个较大凝块和少量游离红细胞；③“2+”或“++”为有许多小凝块，游离红细胞约占50%；④“1+”或“+”是肉眼可见的许多细小凝块在大量游离红细胞中；⑤仅有极细凝集颗粒，有时需在显微镜下判定。

(4)真假凝集的鉴别。在观察凝集反应时，应注意区别真凝集与假凝集反应。轻度假凝集在镜下呈缗钱状，此时可采用盐水处理技术鉴别。如向反应试管中加入17 mL生理盐水并混匀，再经1000 r/min离心1分钟或3400 r/min离心15秒，弃去上清后观察，假凝集通常会消失，严重的假凝集会使细胞集聚呈块状，与真凝集难以区分。

第五节　交叉配血试验

一、概述

在输血前，需将受血者的血液样本与供血者的血液样本进行交叉配血试验。交叉配血试验（配合性试验）的目的是要使受血者和供血者的血液之间不存在相应的抗原抗体，在交叉配血中无凝集和溶血现象，即达到免疫学上的“相容”，以确保受血者的输血安全。

交叉配血是在输血前必做的试验，其做法为使供血者红细胞与受血者血清反应（主侧交叉配血）和受血者红细胞与供血者血清反应（次侧交叉配血），观察两者是否出现凝集。其目的是检查受血者与供血者是否存在血型抗原与抗体不合的情况。

交叉配血中最重要的是ABO血型配合，ABO血型必须相同且交叉配血无凝集才能输血。多年来一直沿用室温盐水配血法，这种方法的主要缺点是只能检出不相配合的完全抗体，而不能检出不相配合的不完全抗体，所以仅可以满足大部分输血者ABO血型的配血要求。而除ABO系统以外的其他血型系统的抗体或多次接受输血患者及多次妊娠的女性所产生的抗体绝大多数为IgG，在盐水介质中不能凝集红细胞。为了检出不完全抗体，常用方法有抗人球蛋白法、蛋白酶法及胶体介质法等，这些方法也还存在某些缺点。为了输血安全及操作方便，必须改良配血方法。最近提出的用聚凝胺配制的试剂，可以检出IgM与IgG两种性质的抗体，以发现可引起溶血性输血反应的绝大多数抗体。

聚凝胺配血法的原理认为聚凝胺是带有高价阳离子的多聚季铵盐（$C_{13}H_{30}Br_2N_2$），溶解后能产生很多正电荷，可以中和红细胞表面的负电荷，减少细胞间排斥力，缩小细胞间距离，有利于红细胞产生凝集。用此法可以检出能引起溶血性输血反应的几乎所有规则与不规则抗体。此法已在实践中逐渐推广使用。

二、临床准备工作

医生出具输血申请，写明受血者姓名、性别、年龄、病案号、病区床号、诊断等，还要写明输血史、妊娠史、既往输血异常反应等情况。

三、受血者(供血者)血液样本要求

(1)受血者一般需采血3~5 mL,采集抗凝血或不抗凝血均可,最好是不抗凝血。

(2)受血者血液标本一般要求在输血前3天内采集,反复输血的受血者应尽量采集最新的血液样本进行交叉配血。

(3)采血前确认受血者信息,采血后及时对试管进行标记,并再次核实被采血者姓名。

(4)从血袋上预留的配血“小辫”留取供血者的血液样本并放入试管中,核对试管与血袋标记,确保一致。

(5)交叉配血后,受血者和供血者的血液样本均不能马上丢弃,需在2~6 ℃至少保存7天,输血后血袋至少保存1天,以便需要时复检。

四、技术要点

(1)分别分离、制备受血者、供血者血清(血浆)和3%~5%红细胞悬液备用。

(2)交叉配血除采用盐水试验法外,至少还要采用凝聚胺试验法。有条件也可按需要增加酶技术、抗球蛋白试验和微柱凝集技术等,以检出具有临床意义的抗原抗体反应。

(3)交叉配血通常应包括:①受血者血清或血浆对供血者红细胞(主侧配血);②受血者红细胞对供血者血清或血浆(次侧配血);③受血者血清或血浆对受血者红细胞(自身对照)。

五、注意事项

(1)缗钱状凝集:交叉配血试验中,在室温条件下出现凝集结果,但在37℃条件下凝集消失或减弱,镜下呈现细胞集聚呈缗钱状,用盐水技术处理假凝集可散开。该现象常见于多发性骨髓瘤、巨球蛋白血症以及表现为血沉加快的疾病。

(2)交叉配血时主侧或次侧配血出现凝集,而自身对照呈阴性,提示存在某种同种抗体。

(3)交叉配血时主侧或次侧出现凝集,自身对照出现同等或更强程度的凝集,而受血者无近期输血史,提示存在自身抗体。应避免输血,必要时输注同型洗涤红细胞。

(4)交叉配血出现主侧及自身对照凝集,自身对照凝集较主侧配血凝集弱,提示可能存在自身抗体伴同种抗体的情况或患者存在输血反应。应进一步鉴定，并积极联系血站或血液中心予以特殊配血服务。

(5)抗体筛查试验呈阴性而交叉配血试验呈阳性时，提示可能存在未检出的抗体。

(6)交叉配血中应严格掌握离心条件要求，离心速度或离心力不当，易造成假阴性或假阳性结果。

(7)交叉配血前，红细胞不正确的洗涤、悬浮，悬液红细胞浓度过低或过高，均可能会干扰试验结果。

(8)交叉配血中出现溶血阳性结果，其相应红细胞可能被溶解而非凝集，应引起重视。

第六节 输血相关免疫检查

一、人类白细胞抗原(HLA)检测

(一)概述

HLA是人类最主要的组织相容复合物，这些抗原抗体不仅是白细胞所特有，而且存于许多其他组织，在调节机体免疫反应、破坏表达外来抗原的靶细胞方面有重要作用。HLA又称移植抗原，通过HLA配型能提高移植物的存活率，它作为一种遗传标记已用于疾病及人类遗传学的相关研究。在临床输血学中，对HLA的研究有助于提高成分输血的疗效及防止输血反应，HLA的研究已广泛应用于基础医学、临床医学、预防医学、法医学、社会医学等各个方面。

HLA是一个等显性遗传系统，即每个基因所决定的抗原都在细胞膜上显示，同一条染色体上不同位点的等位基因紧密连接在一起，组成单倍型，从亲代遗传给子代。因此，每个人都有分别来自父母的两个单倍型。对个体做HLA分型时，得到的是表型结果。每一位点最多检查出两个抗原。如只检查出一个抗原说明是纯合子或带一个空白基因，只有通过谱系调查才能知道其基因型。

(二)HLA抗原

(1) Ⅰ类基因产物为HLA-A、HLA-B、HLA-C抗原，由两条糖蛋白链(重链和轻链)组成，重链相对分子量约为45 000，由HLA密码基因控制，有多态性。轻链为β_2，相对分子量为11 800万，为单一多肽，不由HLA密码控制，两条链以非共价键相连。

Ⅱ类基因产物为HLA-DR、HLA-DQ、HLA-DP抗原，由α和β两条糖蛋白链构成。α链相对分子量为34 000，β链为29 000，DRα链无多态性，DQα与DPα有多态性，β链均有多态性。α链由1个基因位点控制，β链由4个基因位点控制。

(2)HLA抗原主要分布在细胞膜上，不同细胞上抗原分子含量不同。HLA Ⅰ类抗原分布广泛，几乎存在于所有有核细胞，但以淋巴细胞表面密度最高。在正常情况下，肝细胞和心肌细胞表面极少或缺如。成熟红细胞表面无HLA-A、HLA-B、HLA-C和HLA-D抗原，而幼稚红细胞表面有。但随成熟度增加而减少，除细胞外，血浆中也有相当含量的可溶性HLA Ⅰ类抗原，可由细胞膜上分离下来。血小板除有HLA-A、HLA-B抗原外，还可从血浆中吸附一部分可溶性HLA抗原。血小板表面某些HLA抗原如Bw4和Bw44，较淋巴细胞高40倍。HLA Ⅱ类抗原较Ⅰ类范围窄，密度最高主要有单核细胞，还有些吞噬细胞及B淋巴细胞。Ⅱ类抗原作为一种分化抗原在不同细胞表面表达。大多数骨髓分化细胞具有HLA Ⅱ类抗原。T淋巴细胞一般不表达Ⅱ类抗原，但其被活化后也可少量产生。肿瘤细胞可以表达Ⅱ类抗原，但其正常细胞却可能不表达。例如，黑色素细胞无Ⅱ类抗原，而黑色素瘤细胞却通常有Ⅱ类抗原。

(三)HLA分型方法

常用方法包括序列特异性引物分析、序列特异性寡核苷酸探针分析和建立在测序基础的分型技术。

(四)样本采集

(1)采血时间：近期输血的患者要求在输血或输血液制品一周后采集静脉血液样本3～5 mL。

(2)采集应使用EDTA抗凝真空采血管，不可使用肝素抗凝，采集后应立即颠倒混匀8次以上，防止标本凝集。

(五)样本储存和运输

(1)血标本采集后可在2～8 ℃冰箱放置5天，如需要长期保存需要放置于-40 ℃冰箱。

(2)2～8 ℃保存的样本在冰盒中直接运输即可，-40 ℃保存的样本需要先复溶，然后冰盒保存运输。

(六)常见问题

1.DNA量少

白细胞数较少，如再生障碍性贫血、肾脏透析患者，应增加采血量或降低DNA溶解量。

2.扩增效率低

(1)DNA不纯时,应重新抽提DNA。

(2)DNA浓度太低,需适当增加模板DNA量。

(3)Taq酶用量太低,活力不足时,应适当增加酶用量,并注意各种酶的活力及耐热性可能有所不同。

3.非特异性扩增

(1)DNA纯度低:为主要原因,应检测DNA纯度,重新抽提DNA。

(2)PCR产物污染:操作时必须戴手套,必要时需佩戴口罩,各工作区域物品严禁混用,并妥善处理废弃品。

4.内对照条带不出现

(1)反应体系中可能存在抑制因素。

(2)肝素抗凝血中抽提的DNA。

(3)DNA溶解于含有EDTA的缓冲液,注意不要把DNA溶于TE缓冲液,因为EDTA能够抑制Taq酶活力。

(4)DNA纯度较低。

(5)DNA浓度较低。

5.假阴性扩增

体系中存在Taq酶抑制因子。

6.假阳性扩增

(1)PCR污染:戴手套操作,操作步骤要认真、细致,避免交叉污染。

(2)DNA不纯:加样器、滴头质量不过关,加样不准确,引物混合物、Taq酶、DNA加样前未混匀。

(七)HLA的临床意义

1.器官移植

HLA配型可改善移植物的存活率。供体和受体的HLA-A、HLA-B、HLA-DR完全相同的存活率显然高于不同者。在尸肾移植中,HLA-DR配型效果好于HLA-A、HLA-B配型。HLA配型的作用可以归纳为以下几点。

(1)在肾移植中,供、受双方共有的DR抗原越多或已检出的DR错配抗原数越少,移植存活率越高。

(2)在移植前输血的患者中,DR配型能提高存活率。

(3)骨髓移植前不宜输血,以防受体被免疫。且因经过射线或药物处理,供、受双方HLA型相合比ABO血型相合更为重要。

其他如心、肝、肺等器官的移植，多用于生命垂危的患者，脏器来源稀少，可供选择的器官有限，实际很难达到HLA配型相同，主要要求ABO血型相同。

自身骨髓移植虽不存在HLA配型问题，但只能用于白血病、肿瘤等，而不适用于原发性骨髓功能不全的疾病，如再生障碍性贫血等。

2. 输血

为了合理使用血液，现在提倡成分输血疗法。例如，输入血小板、白细胞等血液制品，如HLA同型血液，可提高疗效。因此，血站应建立有关献血员的HLA信息系统，以便于查询应用。

临床输血的发热反应中，有些由HLA抗体引起，尤其是多次输血的患者，HLA抗体可以破坏白细胞，为避免HLA引起输血反应，可在输血前做交叉淋巴细胞毒试验。

3. 亲子鉴定

HLA是至今所知人类最复杂的一个遗传多态性系统。如前所述，其表型之多难以计数，这个特点是其他血型系统难以相比的。因此，由于HLA系统的高度多态性，新生儿出生时HLA抗原就已完整表达，以及HLA的遗传规律已阐明等原因，而使其成为亲子鉴定中的一个有力工具，能肯定某些亲子关系，在法医学中具有重要意义。

4. 疾病诊断

经过多年调查研究，发现许多疾病与HLA有关。例如，在我国强直性脊柱炎（AS）患者中，91%带有B27抗原，而正常人带B27抗原者只占6.6%。因此，检查B27抗原具有诊断意义。

二、简易致敏红细胞血小板血清学试验

（一）概述

反复输血的患者可能导致血小板输血反应和输注无效，为防止和减少血小板输注无效的发生，必要时需在血小板输注前采用SEPSA技术进行血小板抗体检查和（或）血小板交叉配血。

SEPSA在U型孔微量反应板上进行。将血小板抗原固定在U型孔底，与相应抗血清反应后，以抗IgG致敏红细胞为指示剂。如果血小板表面有抗原抗体复合物，指示红细胞表面的抗IgG和抗原抗体复合物结合，在U型孔底形成膜状红细胞层，为阳性结果；如果血小板表面没有结合相应的IgG抗体，则指示红细胞向孔底移动不受阻，聚

集在孔底中央，称为红细胞扣，为阴性结果。

（二）标本采集

（1）用促凝管采集静脉血3～5 mL，立即送至实验室。

（2）送检单应详细说明患者情况，包括现病史、用药史、输血史、主要症状及相关检验结果。

（三）固化血小板制备

（1）采集静脉血7 mL，加入1 mL ACD-A溶液抗凝（采血后6小时内）。

（2）中型离心机1400 r/min离心10分钟制得富含血小板血浆（PRP）。

（3）PRP中加入1/10量的ACD-A溶液，混合，2800 r/min离心15分钟。

（4）血小板压积（PC）用无菌生理盐水洗涤2次（2800 r/min离心10分钟），血小板悬液制备时，不能用力，应加少量盐水轻轻使血小板悬浮，然后加5 mL盐水混匀。

（5）PC用生理盐水调整为10^5/μL。

（6）96孔U型反应板，下面垫一块湿布，静置15分钟，除去静电。

（7）各孔加入上述制备的血小板悬液50 μL，振荡10秒。

（8）2000 r/min离心5分钟，使血小板黏附于孔底。

（9）每孔加入8%甲醛（用pH7.2 PBS稀释）100 μL，固定20分钟。

（10）用无菌生理盐水洗板5次，最后一次静置10分钟，弃去盐水，然后加入无菌生理盐水（含1%蔗糖及0.1%NaN_3备用）。

（11）可通过间接试验来检查被测血清中的抗血小板抗体。

（四）血小板交叉配血

1.患者样本准备

（1）静脉采集患者不抗凝血液样本3～5 mL。尽快送至血站配型实验室。检验申请单应详细说明患者情况，包括现病史、用药史、输血史、主要症状及相关检验结果。

（2）输血后重新采集样本。

2.供血者样本准备

在试验前留取供血者样本5～8 mL，用ACD抗凝，迅速颠倒混匀，送至实验室，室温静置10分钟，离心后取富含血小板的血浆实验备用。样本在6小时内有效。

3.血小板交叉配血

将供血者样本离心后的血小板悬液，调整浓度为10^5/μL后，将血小板抗原包被于U型板上，与受血者血清反应后，再加入指示红细胞（结合有抗人IgG的绵羊红细胞），观察反应结果。如血细胞成纽扣状，集中在孔底中央则为阴性结果，提示该血小板为配合性血小板。

（五）注意事项

（1）进行抗体检查时，在检查前将被测血清4000 r/min离心10小时，以去除沉淀。

（2）用于抗体检查的被测血液样本不能使用血浆，需采集不抗凝血。

（3）被测血清不需要灭活。

（4）为防止静电干扰，宜在室温状态下操作。

三、微量淋巴细胞毒试验（LCT）

LCT是血液HLA抗原和（或）HLA抗体检查的常用技术。特异性HLA抗体与相应淋巴细胞结合后在补体的参与下会引起淋巴细胞胀大溶解，溶解的淋巴细胞因细胞膜被破坏，染料透入被着色，如果HLA抗体和淋巴细胞之间没有发生抗原抗体反应，则细胞膜不被破坏，染料不能进入细胞，细胞不着色。

检验前应填写检验申请单，并详细说明患者情况，包括现病史、用药史、输血史、主要症状及相关检验结果。首先用肝素抗凝管采集静脉血液样本3～5 mL。血液样本运输时温度应控制在15～28 ℃，不能放置在冰块中，以免白细胞和血小板发生凝集。标本采集后应尽快送至实验室，立即分离淋巴细胞用于实验或保存。如果路途较远，为避免淋巴细胞自然死亡，应在血样中加入TeraseKi溶液，比例为1∶1。

四、外周血淋巴细胞的分离

混合淋巴细胞的分离利用密度梯度离心法。将肝素化稀释血液置于具有一定比重（1.077）的淋巴细胞分离液中，通过离心使比重大于分离液的红细胞、粒细胞沉到分离液下层，比重小于分离液的淋巴细胞、血小板等留到分离液上层。进一步低速离心去除大部分血小板而获得较纯的淋巴细胞。

T、B淋巴细胞分离是利用B细胞对固体表面有黏附性的特点，将混合淋巴细胞悬液注入尼龙棉柱，通过37℃孵育使B细胞黏附在尼龙棉上。然后用不同温度的组织培养液冲洗尼龙棉柱，将非黏附的T细胞和黏附于尼龙棉上的B细胞分离，但应注意以下问题。

（1）血液病患者应注意采血时间。重型再生障碍性贫血患者，应在治疗前采血；急性白血病患者在第一次完全缓解后停止化疗2～3周或下次化疗前停止输血2～3周时采血；慢性粒细胞白血病患者，应在外周血白细胞计数约为10×10^9/L、淋巴细胞>

20%、停止化疗2～3周时进行静脉采血。

(2)肝素和淋巴细胞分离液使用前应预温至22 ℃。

(3)肝素化血样在送往实验室过程中,应注意保温,切勿放置冰或干冰。

(4)在淋巴细胞分离过程中,应控制室温在22～25 ℃,过低或过高应适当延长或缩短离心时间。

(5)细胞悬液置4 ℃保存前,应尽量去除血小板,以避免保存过程中发生聚集。

五、HLA抗体群体反应性抗体(PRA)检测

PRA采用ELISA法在96孔板上进行,板中各孔中已包被HLA-Ⅰ、Ⅱ类不同抗原,如果待测血清存在相应的HLA抗体,则相应孔中将发生抗原抗体反应,反应结果根据ELISA的原理来确定。肉眼观察,蓝色为阳性,无色为阴性。

样本制备:用促凝真空采血管,采集静脉血液3～5 mL,以4 ℃保存5天。已输血的患者要在输血1周后采集。邮寄或短途运送需要置于4 ℃冰盒保存,应避免剧烈震荡,防止溶血。

六、造血干细胞捐献者血液样本检测

(一)试管选择

用5～8 mL的一次性真空采血试管作为采血容器,试管中的抗凝剂为液态的EDTA-Na_2、ACI或CPD,试管的材质首选耐深低温冷冻的塑胶试管,在无此种试管时可以购买玻璃材质的试管。如果试管中的抗凝剂为固态,一定要检查抗凝剂是否为“熔化”后的重结晶,如果是,请不要使用。采集所用试管、针头、止血带、消毒剂、辅料等均应符合相关国家标准。

(二)采血要求

用一次性注射器或一次性真空采血试管上所带的采血针,采集捐献者静脉血5～8 mL,然后将注射器的针头从采血试管的胶塞上直接扎入试管内(真空试管的采血针不用此步),使血液自动流入试管,颠倒试管若干次,使血液和试管中的抗凝剂充分混匀,防止凝集。

(三)注意事项

(1)血液的采集量一定要满足试管的真空度,即5～8 mL。

(2)采血时一定要防止交叉污染。

(3)真空试管的塞子一定不要打开。

(4)必须将样本管颠倒混匀数次,使血液充分抗凝。

(5)采血试管上可以自行编号(如1、2、3……),也可写上捐献者的姓名,但一定要与捐献者登记表上的编号或姓名一致。试管的排列顺序要和登记表的顺序一致。

(6)采集完成后,请采血单位将血样置于40 ℃冰箱保存1天,检查血液样本是否有凝集,如果有凝集,请重新采集,如果没有凝集,请尽快将合格的血液样本送到实验室。4 ℃冰箱保存限7天,长期保存应置于-40 ℃或-80 ℃冰箱内。

第七节 输血技术

一、概述

输血是指将人类本身所拥有的血液成分输入患者体内,以达到治疗的目的,所以它是和给予药物不同的一种特殊治疗手段。随着现代科学的发展,输血医学已逐渐形成一门独立的分支学科,输血的意义也有了新的变化。现代输血的内容已不仅是输入自然的血液成分,它还包括现代生物技术生产的与血液相关的制品,如用DNA重组技术生产的各种造血因子等。即使是血液成分,也不仅是一种简单的再输入,而是可以根据需要,先在体外对血液进行处理后再输入。例如,用紫外线照射血液,分离造血干细胞在体外培养后再输给患者等,以达到特殊的治疗目的。此外,对于现代输血的理解,除了"给予"以外,还有"去除"的含义。即利用某些手段将患者血中病理成分去除,如治疗性血细胞单采术和血浆置换术等。虽然上述方法还没有完全被临床广泛应用,但输血的意义已不仅只用于失血、贫血、出血性疾病等的治疗,而是有着更广阔的应用前景。

二、血库工作内容及要求

每个医院都应有输血科或血库,血库是医院的一个重要部门。其最主要的任务就是要及时无误、保质保量地供给患者需要的血液,达到治疗与抢救的目的。

(一)血库工作主要内容

(1)供血者的选择与血液的采集。这一工作多年来由血库完成,但为了提高血液质量,做好公民无偿献血,现已多由红十字中心血站统一管理。

(2)做好血液的标记、记录等。

(3)做好血液的保管与储存,注意血液有无质量变化。

(4)做好有关输血前供血者与受血者的检验,如血型鉴定、交叉配血等,在确认无误后才能发放血液。

(5)了解患者输血后有无不良反应并进行复查核对,协助找出原因。

(二)血库工作具备的条件

(1)工作人员要有足够的专业理论知识和熟练的操作技术。

(2)要有认真负责、救死扶伤的工作精神。

(3)要有职责分明的岗位制度。

(4)要有严格的操作规程及组织管理制度。

三、血液的保存

现在一般都是输库存血,即血液在血库有一个短暂的保存期。为了输入最有效的血液,也就是说要保存细胞的生命力,使其能在输入后继续生存,能完成其应有的作用,为此必须设法解决在保存中可能引起细胞损伤的各种问题。例如,存放容器、抗凝剂、保存液等问题,其中以后两者更为重要。

(一)红细胞的储存损伤

血液储存在液体基质中,红细胞会发生一系列生化与结构的改变,这些变化统称为红细胞储存损伤。这些损伤是影响输血后红细胞生存与功能改变的主要原因。储存血液时发生致死性伤害的红细胞在输注后很快被受体清除。通常衡量血液是否合格的标准是看血液输注24小时后存活的红细胞能否达到输注量的70%,如能达到70%即为合格。

储存损伤中重要变化之一就是红细胞中ATP的消失。ATP降解成ADP又转化成AMP,AMP脱氨后变成次黄苷酸(IMP),并再继续降解,这样下去核酸池可消耗殆尽。人红细胞缺乏合成腺嘌呤和使IMP转成AMP的酶。但腺嘌呤可在有5-磷酸核糖-焦磷酸盐(PRPP)存在时,在腺嘌呤磷酸核糖转移酶的作用下又合成AMP,并再生成ATP。这启发人们向储存液中加入腺嘌呤与磷酸,从而延长红细胞的生存期。虽然上述看法由来已久,并在实际中加以应用,但近来也有报告认为与ATP含量没有直接关系,而是红细胞其他变化缩短了其生存期。

在储存早期,红细胞可由盘形变成球形,继之又可能有膜脂质和蛋白的丢失,以及结构蛋白的改变。最早期的形态改变与ATP的减少有关,并可因ATP含量的恢复而逆转,但严重的变形是不可逆的,并与输注后红细胞生存能力的减少有关。

还有一些非代谢性因素可以影响细胞膜的稳定性。现用的聚氯乙烯储血袋中如含有DEPH成分，有利于防止细胞膜变形，但其在血循环中的毒性作用尚待研究。

（二）抗凝剂

1.枸橼酸盐

输血工作中所用的最重要的抗凝剂是枸橼酸盐。枸橼酸盐能与所采血液中钙离子螯合，使其在凝血反应中失去作用，在输注后又被身体所代谢。枸橼酸盐是现用所有抗凝储存液中基本的抗凝物质。最常用的是枸橼酸三钠，除抗凝作用外，它还能阻止溶血的发生。

2.肝素

肝素可以用作抗凝剂，但其缺乏支持红细胞代谢的能力。在肝素中，红细胞的ATP迅速消失，并伴有其他储存损伤及输血后生存能力下降。此外，肝素的抗凝作用还可被肝素抑制因子及储存血液细胞中释放的凝血活酶类物质部分中和。肝素抗凝血必须在采血后48小时内输注。过去用肝素抗凝血主要是为了避免枸橼酸抗凝血所引起的低钙血症，以及用于新生儿换血。目前，这些问题由于应用浓缩红细胞而减少。

（三）血液保存液

血液保存液除必须具备抗凝作用外，还应该有保护细胞生存能力及功能的作用。针对这种要求，现在的保存液中主要成分有橼酸盐、葡萄糖、磷酸盐和腺嘌呤。根据配方不同分为ACD与CPD两大类，两者差别是CPD中加有腺嘌呤及磷酸盐，因此，可延长红细胞的保存期至35天，并使红细胞放氧功能增强。如只用枸橼酸盐，其有效期仅为5天。溶液中的葡萄糖是红细胞代谢所必需的营养成分，可延长红细胞的保存时间，且防止溶血，并可使细胞中有机磷消失缓慢，防止红细胞储存损伤。

ACD液pH值较低，对保存红细胞不利，只能保存21天，且放氧能力迅速下降，这是其缺点。由于成分输血的发展，各种成分又有各自的适应条件，例如，浓缩红细胞可使用晶体盐保存液或胶体红细胞保存液，还可以使用低温冷冻保存方法，而血小板的最适保存温度为22℃（室温）。

四、全血输注

全血是指血液的全部成分，包括各种血细胞及血浆中各种成分，还有抗凝剂及保存液。全血有保存全血及新鲜全血之分，常用的是保存于(4±2)℃的全血。新鲜全血的定义难以统一，要依输血目的而定。为了补充新鲜红细胞，可用保存5天的ACD全血或10天的CPD全血，如同时需要补充血小板或白细胞，则应分别用保存1天及12小时内的全血。现在可用成分输血解决此问题。

全血中主要是含有载氧能力的红细胞和维持渗透压的清蛋白,可应用于以下情况。

(1)各种原因(手术、创伤等)引起的急性大量失血,需要补充红细胞及血容量时。

(2)需要进行体外循环手术。

(3)换血时,特别是新生儿溶血病需要换血。

输注全血的缺点有:①全血中所含血小板与白细胞引起的抗体,可在再输血时引起反应;②对于血容量正常的人,特别是老年人或儿童,易引起循环超负荷问题。因此,全血输注已逐渐减少,而以成分输血代之。

五、成分输血

(一)概述

输注全血有时可能既不能达到治疗目的,又会引起某些不良反应,对于血液也是一种浪费。例如,血小板减少或粒细胞减少患者,输注全血很难达到提高血小板及白细胞数量的目的。如果大量输血,又会因血容量的增加而增加心脏负担。所以,从20世纪70年代开始采用成分输血,并取得了显著效果。

成分输血的优点如下。

(1)提高疗效:患者需要哪些成分,就补充哪些,特别是将血液成分提纯,浓缩而得到高效价的制品。

(2)减少不良反应:血液成分复杂,有多种抗原系统,再加上血浆中的各种特异性抗体,输注全血更容易引起各种不良反应。

(3)合理使用:将全血分离制成不同的细胞(红细胞、白细胞、血小板)及血浆蛋白(清蛋白、免疫球蛋白、凝血因子等)成分,供不同目的的应用。

(4)经济:既可节省宝贵的血液,又可减轻经济负担。

开展成分输血首先要解决成分血的制备问题,分离各种细胞成分可以用塑料袋离心沉降的方法,也可用细胞单采仪器。细胞单采机可以从一个供血者采取多量的白细胞或血小板。这种方法可以减少由于多个血源而引起输血免疫反应的机会。目前我国已普遍开展成分血液的制备,但由于条件及仪器不同,制备方法也有差异。

(二)红细胞输注

1.红细胞制品种类

(1)少浆血:从全血中移出部分血浆,使血细胞比容约为50%。

(2)浓缩红细胞:是一种重要的红细胞制品,已被临床广泛应用,其血细胞比容为70%~90%,血细胞比容在80%以上者输注时应加生理盐水调节。

(3)代浆血或晶体盐红细胞悬液:移去大部血浆(90%),用羧甲淀粉或晶体盐溶液保存,其优点既可补充红细胞与血容量,又可因除去血浆而减少不良反应,血浆亦可移作他用。

(4)少白细胞的红细胞:除去白细胞可减少白细胞所引起的不良反应,现在有专门除去白细胞的滤器,可在输血时应用。

(5)洗涤红细胞:用生理盐水洗红细胞3~6次,使其血浆蛋白含量极少,可降低输血不良反应,同时由于除去绝大多数的抗A、抗B抗体。因此,在必要时,把洗涤O型红细胞输给其他血型患者时比较安全。

(6)其他:尚有冰冻红细胞、年轻红细胞等。

2.适应证

(1)恢复携氧活力,任何原因的慢性贫血均可输注浓缩红细胞,因其对血容量影响较小而不会引起心功能不全或肺水肿。

(2)急性失血如无全血时,可输注带浆血。

(3)洗涤红细胞最常用于因输血而发生严重过敏的患者。

(4)如果输注后有反复发热的非溶血性输血反应时,可输注白细胞的红细胞。

(三)粒细胞输注

临床上输注白细胞主要指粒细胞,浓缩白细胞现在多用血细胞单采机分离而得。这种方法一次可处理几升血液,可获得高至$(1.5 \sim 3.0) \times 10^{10}$粒细胞,供患者一次输注。同时还可对同一供血者多次有计划地采集,而减少患者发生HLA致敏的机会。

1.适应证

(1)用于治疗:当患者白细胞少于$0.5 \times 10^{9}/L$,有严重细菌感染而经抗生素治疗24~48小时无效时。治疗时应输注大剂量白细胞,并至少连续输数天,才可能有效。

(2)用于预防:当治疗白血病或骨髓移植后引起粒细胞缺乏症时,输白细胞可能降低合并严重感染的危险,但可能会引起不良反应,故除非在严密观察下,不宜采取这种预防措施。

(3)新生儿败血症:特别是早产儿,由于粒细胞的趋化性、杀伤力均较弱,故易发生感染,而严重感染又导致粒细胞的减少,这种患者给予粒细胞输注,可明显降低其死亡率。

2.不良反应

输注粒细胞时,除一般的输血不良反应外,尚有其特有的不良反应。

(1)畏寒、发热,严重者可有血压下降、呼吸窘迫。

(2)肺部并发症包括肺炎、肺水肿及由于白细胞聚集而形成微小栓塞等。

(3)粒细胞输注发生巨细胞病毒感染者比输其他血制品更为多见。

(4)同种免疫较为常见。输注粒细胞时必须使用与患者ABO和Rh同型的血液，若能HLA血型相配则更为有益。

输注粒细胞后，临床主要观察感染是否被控制、体温是否下降，而不是观察粒细胞数量是否增多。因为粒细胞在输注后很快离开血循环而在体内重新分布，且常移至炎症部位，所以不能以外周血粒细胞数作为疗效评价标准。

(四)血小板输注

1.血小板制品种类

(1)富含血小板血浆：约可获得全血70%以上的血小板。

(2)浓缩血小板：将富血小板血浆再离心浓缩，分出部分血浆后而得。

(3)少白细胞的血小板。

2.适应证

(1)血小板计数减少：取决于血小板计数与出血程度，一般血小板计数 $<20\times10^9$/L且合并出血时应输注血小板。

(2)血小板功能异常：如血小板无力症、血小板病、巨大血小板综合征，药物或肝肾功能引起的血小板功能异常等。

3.影响因素

(1)脾大：正常人约有1/3血小板在脾被破坏，脾大时可增加破坏量。

(2)严重感染：可使血小板存活期缩短。

(3)DIC时大量消耗血小板。

有上述原因而又需要输注血小板时需加大输注量。

(五)血浆及血浆蛋白制品的临床应用

输注血浆及其制品是现代成分输血的重要内容之一，在输血技术发达的国家，对于血浆和多种血浆蛋白制品的需要量很大。

1.血浆

虽然有多种制备血浆的办法，但现在应用最多的是新鲜冷冻血浆，即于采血后6小时内分离血浆，并迅速于-30 ℃冰冻保存，保存期可长达一年。融化后等同新鲜血浆，含新鲜血浆所有成分，甚至仍含有不稳定的因子Ⅷ与因子Ⅴ等。

适用范围如下。

（1）患有导致一种或多种凝血因子缺乏的疾病，如DIC等。

（2）肝衰竭且伴有出血倾向。

（3）应用华法林等抗凝药物过量等。

血浆具有一系列综合价值，但也有使用不合理之处。例如，通常利用血浆来补充血容量、补充营养、消除水肿、增强免疫力等，现已因有其他血液制品或药物而取代，必须重新加以认识。

2.血浆清蛋白

主要用于补充血管内或血管外清蛋白的缺乏。扩充血容量是使用清蛋白的重要指征，对于血容量损失50%～80%的患者，除输注红细胞外，应同时输注清蛋白，使血浆蛋白维持在50 g/L以上；此外，还可用于清蛋白丢失、体外循环及失代偿肝硬化。其不良反应较少。

3.免疫球蛋白

输注免疫球蛋白属于被动免疫疗法，相当于将大量抗体输给患者，使其从低免疫状态变为暂时高免疫状态。

（1）免疫蛋白制剂：①正常人免疫球蛋白：这种制品主要有IgG、IGA和IgM，但含量甚微，只能供肌肉注射，禁止静脉注射；②静脉注射免疫球蛋白：能使血液中抗体水平迅速升高；③特异性免疫球蛋白：含大量特异性抗体，预先用相应的抗原免疫而得，比正常免疫球蛋白所含特异性抗体高，疗效好。

（2）适用范围：①预防某些传染病和细菌感染，如麻疹、传染性肝炎等，可使用正常人免疫球蛋白；②代替异种血清制品，如破伤风免疫球蛋白，以避免不良反应；③免疫缺陷疾病、新生儿败血症等，可使用正常免疫球蛋白或静脉注射免疫球蛋白。

4.凝血因子制品

（1）新鲜冰冻血浆：由于其含有全部凝血因子，可用于凝血因子缺乏的患者。

（2）Ⅷ因子浓缩剂：可用于甲型血友病的止血治疗及出血预防，如反复多次注射，有些患者可产生抗体。引起艾滋病的报道亦不少见，所以现在已有应用多克隆和单克隆的免疫亲和层析技术纯化Ⅷ因子，以及用DNA基因重组技术制备Ⅷ因子的浓缩制剂。

（3）凝血酶原复合物浓缩制剂：是一种混合血浆制成的冻干制剂，含有维生素K依赖性的Ⅱ、Ⅶ、Ⅸ、Ⅹ因子。可用于乙型血友病的出血治疗及由各种原因引起的上述各因子缺乏。使用本制剂的优缺点与Ⅷ因子浓缩剂相似。

六、自身输血

(一)自身输血优势

(1)避免由输血传播的疾病。

(2)避免血型抗原等引起的同种免疫。

(3)避免因免疫作用而引起的变态反应。

(4)自身输血者由于反复放血,可刺激红细胞再生。

(5)为无条件供血地区提供血源。

(二)自身输血方式

1.保存式自身输血

在手术前数周采集自身血液(全血或分离成分)保存,以备手术时使用,也可在某些疾病缓解期采集自身血液成分,以备必要时使用。适用于:①稀有血型配血有困难的患者,如进行选择性手术而需要输血时;②曾有过严重输血反应的患者;③预防因输血而感染疾病等。

2.稀释式自身输血

在手术刚开始前,采取一定量血液,同时输注晶体或(和)胶体液,使血液稀释,维持血容量正常。这样在手术中损失的是稀释的血液,即主要是血浆和稀释液。当手术出血达一定程度时,再回输新鲜自身血液。

3.手术中回收自身输血

即吸取术中所失的自身血液,经处理后再加以回输。

以上3种自身输血方法各有特点,应视患者的具体情况选择最佳方式,严格选择适应证,患者可以同时使用两种方法。

第八节　输血反应与输血传播性疾病

一、输血反应

当临床输血中发生输血反应时,应立即停止输血,对症治疗并查找原因,以便采取有效治疗措施。

(一)临床准备工作

(1)一旦发生输血反应,在及时救治的同时,医生应申请输血反应原因检查,出具检验申请单时应详细填写受血者病史情况，特别是输血史、妊娠史、用药史、申请输血品种和数量、输血反应症状和血常规结果。

(2)查找输血用血袋，送检验科或血站(血液中心)进行血型、抗体和交叉配血复检。

(二)血液标本要求

(1)一般需采集4~5 mL不抗凝血。

(2)确认患者信息，采血后及时对试管进行标记，并再次核实被采血者姓名。

(3)将输血前、后血液样本离心，观察上清液颜色变化并及时进行血型、抗体和交叉配血复检。

(三)技术要求

(1)分别分离制备受血者、供血者血清(血浆)和红细胞悬液备用。

(2)将输血前、后血液样本离心，观察上清液颜色及有无溶血。

(3)对输血后样本进行胆红素检测。

(4)对输血后患者血液样本做直接、间接抗球蛋白试验。

(5)进行受血者和供血者ABO/Rh血型鉴定，并与输血前检查结果进行比较，检查是否一致。

(6)交叉配血复检：①受血者血清或血浆对供血者红细胞(主侧配血)；②受血者红细胞对供血者血清或血浆(次侧配血)；③受血者血清或血浆对受血者红细胞(自身对照)。

(7)使用标准O型筛选红细胞或使用多人份与患者ABO同型的红细胞进行抗体检查。

(8)抗体筛查呈阳性的血液样本应进行抗体特异性鉴定或送血站(血液中心)进一步检查。

二、输血传播性疾病

输注血液或血液制品均有传播疾病的风险，常见的有乙型肝炎、丙型肝炎、艾滋病、巨细胞病毒感染、梅毒、疟疾、弓形体病等。此外，如血液被细菌污染，可由此引起菌血症，严重者可致败血症。在由输血引起的疾病中，以肝炎和艾滋病危害性最大。

(一)肝炎

输血后肝炎的传播情况与下列因素有关：①献血者人群中肝炎流行情况；②所用检测肝炎试验的敏感性与特异性；③血浆制品中肝炎病毒灭活效果。

近年来，由于采用了比较灵敏的乙型与丙型肝炎的筛选试验，传播率明显下降，但仍不能避免，尤以使用混合血浆制品时可能性较大。

（二）艾滋病

输入HIV感染的血液或血制品可患艾滋病。HIV既存在于血浆中，也存在于细胞中，所以输入全血、细胞成分、血浆或其制品，均能传播艾滋病。血友病患者因经常输注用大量混合血浆制备的浓缩Ⅷ因子，感染艾滋病的概率更大。

（三）巨细胞病毒

输血也是巨细胞病毒感染途径之一，且多发生于免疫功能低下的受血者。如早产儿、先天性免疫缺陷者、器官移植患者等。在库存血中巨细胞病毒存活时间较短。所以输库存血比输新鲜血传播巨细胞病毒的机会少。

（四）疟疾

输全血或成分血均可传播疟原虫，疟原虫在冷冻红细胞中可存活数年之久。输血传播疟疾的潜伏期与输注疟原虫的数量及种属有关。

（五）梅毒

献血者患梅毒并处于梅毒螺旋体血症阶段，可以传播梅毒。梅毒螺旋体在体外生存能力低，4 ℃时可生存48～72小时，40 ℃失去传染性，100 ℃立即死亡。近年来，我国性病患病率增加，因此，对于预防输血传播梅毒应给予高度重视。

（六）其他

此外，当献血者有EB病毒感染、黑热病、丝虫病、回归热、弓形虫感染时，均有可能通过输血传播。

参考文献

[1]严永敏,张徐.临床分子生物检验学[M].北京:科学出版社,2020.

[2]王莉莉.新编临床医学检验学[M].长春:吉林科学技术出版社,2020.

[3]徐群芳,何智.输血学检验[M].北京:中国医药科技出版社,2019.

[4]黄华作.新编实用临床检验指南[M].汕头:汕头大学出版社,2021.

[5]高海燕,刘亚波,吕成芳,等.血液病临床检验诊断[M].北京:中国医药科学技术出版社,2021.

[6]伊忻,张丹,孙兵.实用临床医学检验学[M].长春:吉林科学技术出版社,2021.

[7]张家忠,殷彦.血液学检验[M].西安:西北大学出版社,2021.

[8]韩瑞,张红艳.临床生物化学检验技术[M].武汉:华中科学技术大学出版社,2021.

[9]朱光泽.实用检验新技术[M].北京:中国纺织出版社,2021.

[10]刘元元.临床基础检验学[M].长春:吉林科学技术出版社,2020.

[11]袁丽娟.医学检验学基础与实践[M].北京:科学技术文献出版社,2020.

[12]吕玉红.新编医学检验诊断学[M].天津:天津科学技术出版社,2020.

[13]张桂珍.现代医学检验学[M].天津:天津科学技术出版社,2019.

[14]董艳.实用临床检验学[M].西安:陕西科学技术出版社,2021.

[15]贾天军,李永军,徐霞.临床免疫学检验技术[M].武汉:华中科学技术大学出版社,2021.

[16]曾小菁.血液学检验技术[M].北京:科学出版社,2019.

[17]姜旭淦,鞠少卿.临床生化检验学[M].北京:科学出版社,2020.

[18]吕厚东,吴爱武.临床微生物学检验技术[M].武汉:华中科技大学出版社,2020.

[19]张灿,李云晖,王红.医学检验学[M].昆明:云南科技出版社,2020.

[20]邵世和,卢春.临床微生物检验学[M].北京:科学出版社,2020.

[21]王波.现代检验学基础[M].天津:天津科学技术出版社,2020.

[22]毛飞,许文荣.临床血液检验学[M].北京:科学出版社,2020.

[23]孔岩.临床医学检验诊断学[M].天津:天津科学技术出版社,2019.

[24]刘华杰.现代检验技术诊断学[M].昆明:云南科技出版社,2019.

[25]胡文辉.实用临床检验学[M].昆明:云南科技出版社,2018.

[26]李梅.现代检验学基础与临床[M].武汉:湖北科学技术出版社,2018.

[27]石搏,闻春艳,黄可欣.病理检验学实验技术与方法[M].长春:吉林大学出版社,2020.

[28]岳保红,杨亦青.临床血液学检验技术[M].武汉:华中科学技术大学出版社,2022.

[29]胡嘉波,朱雪明,许文荣.临床基础检验学[M].北京:科学出版社,2022.

[30]李继业,鲁锦志,海洋,等.检验学基础与临床应用[M].西安:世界图书出版公司,2022.

[31]付玉荣,张玉妥.临床微生物学检验技术实验指导[M].武汉:华中科技大学出版社,2021.

[32]迟延芳,董广云,贺姗姗,等.精编医学检验学[M].哈尔滨:黑龙江科学技术出版社,2021.

[33]刘爱民.实用临床检验诊断学[M].长春:吉林科学技术出版社,2018.

[34]邹鸿燕.体液学理论检验与技术[M].天津:天津科学技术出版社,2018.

[35]林军,王建军.新编临床检验学[M].天津:天津科学技术出版社,2018.

[36]蒋霞,董唯,宋飞.新编临床检验学[M].长春:吉林科学技术出版社,2018.

[37]吴守义.检验学基础[M].天津:天津科学技术出版社,2018.

[38]樊胜彬.实用临床检验学[M].天津:天津科学技术出版社,2018.

[39]钟辉秀.血液学检验实验指导[M].成都:四川大学出版社,2018.

[40]阮光萍.新编临床检验诊断学[M].天津:天津科学技术出版社,2020.

索　引